CARE
Good Care ,
Good Living

CARE

Good Care ,
Good Living

CARE

Good Care ,
Good Living

CARE

Good Care ,
Good Living

CARE

Good Care ,
Good Living

care 11

氣的大合唱

作者：王唯工
新版統籌：王恬中
責任編輯：艾青荷
美術設計：楊啟巽
內文排版：許慈力、Sunline Design
校對：吳憶鈴 沈如瑩 艾青荷

法律顧問：全理法律事務所董安丹律師、顧慕堯律師
出版者：大塊文化出版股份有限公司
臺北市 105022 南京東路四段 25 號 11 樓
www.locuspublishing.com
讀者服務專線：0800-006689
TEL：（02）87123898 FAX：（02）87123897
郵撥帳號：18955675 戶名：大塊文化出版股份有限公司

總經銷：大和書報圖書股份有限公司
地址：臺北縣五股工業區五工五路 2 號
TEL：（02）8990-2588（代表號） FAX：（02）2290-1658

初版一刷：2011 年 8 月
二版一刷：2022 年 10 月

定價：新臺幣 380 元
Printed in Taiwan.

氣的大合唱

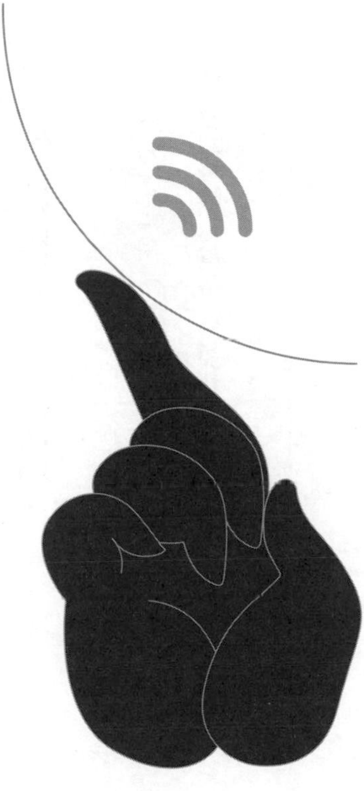

王唯工 著

關於《氣的樂章》二十周年新版 ❖

從叛逆到承接父親衣缽
回憶父親的脈診之路

王恬中
金姆健康科技總經理

雖然《氣的樂章》在二〇〇二年就出版了，而我的《氣的樂章》卻是二〇〇八年我從韓國回來臺灣過中秋節的時候，爸爸送給我的，上面有爸爸的題字：

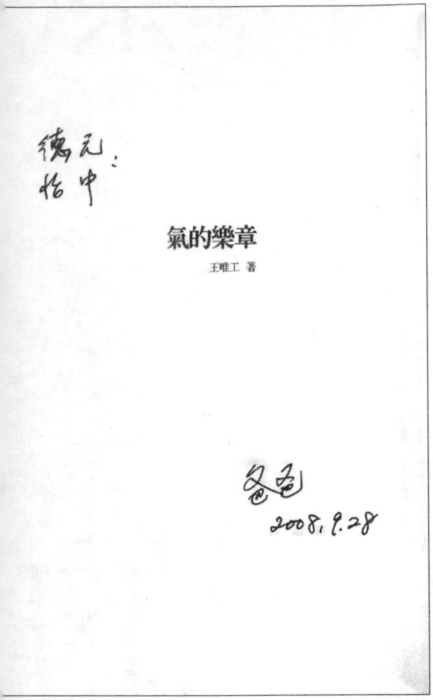

一出生就拿到「叛逆劇本」的我，從沒想要好好了解自己的爸爸在研究什麼，甚至覺得研究「世界級老扣扣的中醫」很丟臉，所以二〇〇八年拿到書之後，也只翻看自序就收起來了……

在一位「大師」底下成長，我的人生目標從最初的「想得到認可」而不可得後，變成了極度地「叛逆」，覺得一定要走出一條路來展現自己。走了一大圈後才發現「大師」應該也在等待我的認可。而我們都錯過了可以面對面互相認可的機會……

二〇一五年爸爸生病後，他最擔心的不是自己的身體，也不是家人的未來，而是脈診的研究會不會後繼無人，於是先把在美國的哥哥拉回來繼續脈診儀器的研發，然後也開始幫我們上中醫脈診課。

當時回臺灣做「看護」時，我的工作內容不是翻身、拍背與餵飯，而是上課、筆記與考試。最初，我覺得就敷衍一下，把他教的筆記背起來就可以應付考試了。沒想到他考的內容都不是硬記死背就能通過的，所以最後這段日子，還是一直聽到他從小對我的評價：「怎麼那麼笨，怎麼不懂舉一反三。」我心裡暗下決心，等他病好了，我還是趕快回韓國好好做我的營養獸醫師，別蹚這「渾水」了，只是我並沒有等到那一天……

在最後那段期間，他一心求死，我一直以為是因為疾病痛苦，沒想到他的答案卻是：「我在這個世界已經不能再做什麼，想趕快去另一個世界造福那邊的人……」

我才意識到，大部分的人在意的都是自己的家小，而爸爸在意的卻是「大家」，他不在意自己的身體、不在意家人的未來，因為在他的心裡，在乎的是世界上的所有人。能不能變得更好、更幸福。當下我被他「救世濟人」的理想感動，熱血沸騰之下告訴他：「這個世界的人，我包了！」請他放心。從那時候開始，我全心全意學習脈診、中醫，也開始閱讀他每一本書，可惜沒有多久後，爸爸就離開了。

當我放下我的驕傲與成見，仔細閱讀爸爸的書時，才發現原來他的研究是如此地科學、嚴謹、而且廣博，我讀了這麼多年生理學卻從來沒想過的生理問題，在他的推敲解說之下，突然豁然開朗。

今年年初因為自己的「毛小孩」病重，我突然很想念爸爸，以前毛孩生病時他都會給我很多指導，而他現在不在了，我只能把他的書、還有當初他幫我上課的筆記都拿出來再複習，從中找到許多有用的內容，讓毛孩的最後一哩路舒緩不少。

這一次重新細讀《氣的樂章》，有更深的體悟。因為爸爸不只是在物理學有很深的造詣，在生物、電機、生理、生化以及中西醫學也都有很廣闊的涉獵。一般人閱讀的時候，會從自己已備的知識和背景來理解與學習，相信大家過了多年後，眼界與知識都更上一層樓，再次重讀新版，一定也會有許多收穫與喜悅。

二十年後的今天，我很想跟爸爸說：「您寫的書真的是經典，而且您對人類的愛真的是『英雄』。對不起，我沒有早點放下我的叛逆劇本，一直到您離開之後才發現這些事實，還好有那麼多懂得欣賞您的讀者朋友們陪著您一起追逐夢想，而且您離開後，還繼續為我們加油！跟您一樣成為『大師』，我這輩子應該是不可能了，但是我們會一直努力下去，把您留給這個世界的『愛』讓更多的人接收到。」

二〇二二年是《氣的樂章》發行出版二十周年，非常感謝大塊文化董事長郝明義以及怡君、青荷一起努力將本書與系列叢書重新整理、編輯，為了讓大家閱讀更便利，也規畫電子版本的發行，讓大家不僅可珍藏紙本系列，也可在手機和電子閱讀器裡讀電子版，便於隨時翻閱查找。

真心感謝大家二十年來對《氣的樂章》系列以及爸爸的支持，邀請您再次閱讀《氣的樂章》、《水的漫舞》、《氣血的旋律》、《氣的大合唱》，也希望大家能健康地陪著我們一起努力，將爸爸改變世界的夢想，繼續延續下去！

二〇二二年八月

他發現了中醫把脈的科學原理

李嗣涔

臺大榮譽教授

一九八七年，當時國科會主任委員陳履安先生為了推展氣功的科學研究，請當時的副主任委員鄧啟福先生（後來擔任過國立交通大學的校長）邀請學術界約二十位學者一起從事氣功研究。我與當時中央研究院物理研究所的王唯工教授也同時參加，因此與他結緣。我聽說他做的一個大鼓可以讓人產生氣感，特地去他在中研院的辦公室參觀感受一下。他請我坐在椅子上，雙腿夾著大鼓，他拿起鼓槌敲在鼓面，「咚」的一聲，讓我全身震動，產生強烈的氣感。原來氣與身體的震動有關，顯然他是研究「氣」的先行者，於是我開始對他有關「氣」的研究開始產生興趣。

慢慢地我了解到王教授是生物物理方面的專家，專注於血循環的動力研究，他修正現代血循環理論，將血循環與中醫的經絡穴道聯結，進而發展出血循環需要血管、經絡、穴道所形成的共振網路配合，以輸送養分的概念。並將創造出來的新理論應用到中醫脈診的科學解釋，並將中醫精華的經絡與氣統合在一個大科學假說中。二〇〇二年他終於把這個大假說以科普方式寫出第一本書《氣的樂章》，一時洛陽紙貴，造成轟動，一年再刷八次。這是第一本從物理及生理層面去理解中醫「氣」與「經絡」科學本質的著作，理論奠基於血循環所造成血壓的傅立葉頻譜轉換。由於心跳有一基本頻率，根據王教授的理論，它的倍頻相應於不同的經絡產生共振，代表血液對這條經絡的供需，理論合理且簡單易懂，對我們這種學過工程，但是中醫的門外漢特別容易了解。我一向對中醫抱著神祕敬畏的心理，王教授提出的把脈科學原理，讓我窺見到祕密被局部揭開的喜悅。

二〇〇七年到二〇一一年，王教授連出三本書——《水的漫舞》、《氣血的旋律》、《氣的大合唱》。其中《水的漫舞》是他對中醫「溼」的深入理解，發現體內二氧化碳的濃度太高與溼有關。因此他從身體的環保，如何排除體內多餘的二氧化碳所引起的生理及化學反應談起，並且身體力行，用實證的方法來證實他的體內二氧化碳環保及除溼的理論，令人信服。

接下來王教授將血循環不好所導致的疾病詳細分析於《氣血的旋律》、《氣的大合唱》兩本書，比如病毒入侵身體會導致第3（脾經）、第6（膽經）和第9（三焦經）經能量下降而虛弱，並從高頻經絡逐漸向低頻的五臟經絡「心肝脾肺腎」發展。循序漸進，讓人了解外感病毒的侵襲人體發展的順序，可以用適當的中藥形成重重的保護網。

除此之外，王教授也針對特殊慢性病（如高血壓）在中醫邏輯體系下如何了解與施治進行研究，同時深入分析中藥歸經的理論，並提出脈診實驗測試的證據，讓人相信《神農本草經》中所描述中藥歸經的現象確實存在，只是歸經的物理或生理原因還沒有發現。王教授已經辭世，這有待王教授的學生們或其他中醫繼續努力，解開這些謎團。

可以說，王教授花了三十年時間建立了血循環的新理論，並應用來破解中醫把脈及經絡之謎，是兩千年來中醫聖經《黃帝內經》出版以來一項重大的科學突破。我有幸因為氣功的研究認識了王唯工教授，觀察了他數十年在中醫科學化方面的突破，是我此生的幸運，也樂意為他的著作出版滿二十周年新版寫一序言。希望有更多的科學家效法王教授，逐步破解中醫之謎，將中華文化的遺產發揚光大於現代科學的殿堂。

二〇二二年　八月

以科學之心 引領世人領略中醫博大精深之美

沈邑穎　古典針灸派傳人、《經絡解密》作者

很高興有這個機會來跟大家推薦王唯工教授精心撰寫氣的四本書。

王教授第一本書《氣的樂章》提到研習中醫過程中，曾向四位中醫師請益，其中一位正是我的恩師周左宇老師。嫡傳自周老師的古典針灸派，《黃帝內經》、《神農本草經》及《傷寒論》等中醫典籍是我們研讀的重點，運用在日常門診都取得不錯的療效。

中醫是一個早熟且完備的醫學體系，也因此中醫古籍的文字與意涵比較古奧，對於現代的中醫師及有興趣的研習者還有一些難以跨越的「高牆」。感謝受過嚴謹科學教育的王教授以現代的知識和儀器，來呈現中醫核心概念，例如看不見、摸不到的「氣」和「經絡」

等，讓我們得以「翻牆」進入中醫現代化之門。

王教授所著「氣的四部曲」各有特色，同時互有連結，內容非常豐富，僅提出部分內容與中醫結合，跟大家分享。

首部曲《氣的樂章》登場，氣勢磅礴，王教授以其物理學專業，透過現代研究，提出中醫所注重的「氣」是一種「共振」，是血液循環的原動力，這也是王教授的核心理論。

中醫認為氣與血是維持生命的重要物質，自古以來就非常重視氣血的生成與運行，並指出「氣為血帥」，即氣是血液在體內循行的重要推手。當人生病時，常常先出現氣的異常，然後再出現血液問題。氣血共同循環於經脈與血脈中，其狀態也會反映在脈上面，而這正是中醫脈學的重要依據。若要早期診斷出循環疾病，中醫的脈學是一個很好的切入點，王教授也說「脈診是人體狀態的總報告」，運用脈診儀來檢測。

王教授分析近代十大死因多與血液循環惡化有關，而血液循環疾病正好是中醫最擅長治療的疾病。王教授透過對於心臟與心跳的「七問七答」，深入研究心臟以及血液流動，提出一個新的血液循環理論——「共振」原理。認為共振的氣才是解決現代疾病的重點，並將此共振原理用在脈診以上，從而發現十到十二個諧波。

在王教授的系列書籍中，有兩項內容是從頭到尾貫穿的：一是透過脈診儀所發現的諧波，二是透過共振將這些各自獨立的諧波，形成功能組合。其中王教授最常討論者，如三六九諧波組合代表人體從內而外的功能特性，與防禦機能有關，二四六諧波組合是人體從下而上的功能特性，與上中下三焦有關。諧波組合與中醫的整體觀不謀而合。透過這些組合能更深入探討各類內在、外在疾病的發病、診斷與治療方向。

王教授所提出的經絡共振觀，也符合中醫的傳統理論，如從諧波發生的共振順序來看：諧波一~四為五臟，屬於陰性，分別為肝、腎、脾、肺、心（王教授說因為第十一諧波能量太小，未能確定），心包為第〇諧波。此順序與五臟在體內的位置相對應，從下向上發展：

諧波五~十為六腑，屬於陽性，以經絡來討論會比較清楚：

五為胃，六為膽，七為膀胱，可視為足三陽經；

八為大腸，九為三焦，十為小腸，可視為手三陽經。

這六個諧波的順序剛好對應經絡系統中，手足六陽經在人體的分布特性：從人體正面的陽明——側面的少陽——後面的太陽，也就是說六腑諧波的分布是由前面，經過側面，然後到後面，與經絡分布不謀而合，可見中醫的經絡系統是確實可信可用。

中醫的十二經絡系統到底是何物呢？王教授以彈簧模型說明經絡是由動脈、靜脈、器官加上穴道所形成的彈簧共振網。這項看法非常有助於臨床診斷和取穴治療。

王教授應用諧波研究中醫各個領域，如陰陽五行、虛實補瀉、中藥、安慰劑、針灸、穴位、子午流注、死脈，甚至靜坐等，還探討中醫一些深奧的內涵，如《黃帝內經》中最全面的脈診法「三部九候」，也為中醫歷代難解的「三焦」提出建設性的看法。

王教授不僅研究無形的氣血，也研究有形的人體結構，特別重視頸椎和脊椎的復健，還提出許多調整脊椎的方法。王教授認為氣血與結構之間會互相影響，此與中醫對於人體的看法，真是英雄所見略同。中醫觀察人體內在的五臟六腑透過經絡與外在的四肢軀幹相連結，所以「有諸內必形諸外」，內臟與軀體是一體的，這也是中醫整體觀的特色。

二部曲《水的漫舞》是王教授親身經歷的佛心之作。首部曲《氣的樂章》從氣的角度，討論人體營養的輸送，本書則從水與血的角度，討論現代人常見的代謝障礙——水腫。由於二氧化碳殘留在身體組織，與水結合產生酸水，成為身體的毒素，因而百病叢生。

王教授指出貧血的人容易水腫，尤其是女性，這剛好呼應了中醫典籍《金匱要略》中「當歸芍藥散」，正是治療貧血兼水溼停留體內的婦科名方。

該如何排出這些酸水毒素呢？王教授依據能量的食物觀，提出脂肪是較佳的能量來源，因為產生同樣能量，脂肪所生成的二氧化碳，比碳水化合物少百分之二十五。此外也可以透過運動，如有氧舞蹈、氣功等運動來增加氧氣，伸展肢體以用力拉長酸水容易集結的組織，以排出酸水。本書可視為四部曲中的自我保健版。

可以說，《氣的樂章》和《水的漫舞》完成了人體氣與血的合體運作探討。

在三部曲《氣血的旋律》中，王教授進一步說明氣就是在血管及血液中傳送的聲波，此聲波與各器官共振，器官與穴道就是一個個的共鳴箱，成為推動血液進入該器官、該經絡的動力，中國學者祝總驤教授也曾提出中醫經絡是傳送聲波的管道。

書中還應用三六九諧波組合和二四六諧波組合，深入探討病毒感染、高血壓和心血管阻塞等三種常見疾病中，氣血在體內的模式。

最早能辨認病毒感染的脈象為第三的脾、第六的膽、第九的三焦，此三個諧波能量同時變小，代表此三諧波組合與人體具有防禦能力的衛氣密切相關。

書中特別提到，面對病毒感染，身體為了自救，會將血液調回第四的肺和第七的膀胱來保護內臟，尤其是心、肺兩臟。此觀點與中醫的通經理論有相似處，膀胱經分布在人體背面，是全身循行最長，穴位最多的經絡，中醫稱之為「巨陽」或「太陽」，表示陽氣非常充足，與主一身之表的肺，共同串起人體防禦外邪侵襲的第一道防線。這麼厲害的經絡，心肺兩臟當然要出手管理，所以就透過了五門十變法及臟腑通治法這兩種通經法，讓心肺都能與膀胱經相通。

王教授強調膀胱經的重要性，因為膀胱經上的背俞穴是運送血液給交感及副交感神經的轉運站。依據中醫理論，膀胱經在背部循行上分布有五臟六腑的背俞穴，既是臟腑功能的反應區，也是調整臟腑功能的治療區，因此中醫前輩黃民德先生認為膀胱經是內臟健康的樞紐，民俗療法特別喜歡在背部按摩、刮痧、拔罐等，自有其理。

王教授觀察多位高血壓病患都出現第四諧波太小現象，因此推論高血壓屬虛證，主因是肺氣不足，中焦氣不足。此處的中焦是指第四諧波肺。二四六諧波分屬人體的上中下三焦，其中第二的腎為下焦，第四的肺為中焦，第六的膽為上焦，這個見解與傳統中醫不符，但若理解王教授是以全身從頭到腳來區分三焦的概念，就能接受肺為中焦的看法。

因為這樣的認知，王教授以第四諧波為中心，在中焦治療或自我保健時，都建議補肺、補中、練中焦之氣為目標。

個人很喜歡「動脈回流圈」概念，在《氣的樂章》中，王教授指出回流圈是中醫急救穴位所在，如人中、勞宮、湧泉等，在此基礎上，臨床應用會更為顯效。在《氣血的旋律》中，王教授指出體循環大血管系統是如環無端的回圈，這種環狀結構易於維持血壓，但肺循環沒有回圈，只有樹枝狀的分岔，以便將肺泡都浸潤。中醫也強調人體經脈相連如環無端，持續灌注，同時還體現了陰經與陽經之間的陰陽交會。

第四部曲《氣的大合唱》，王教授深入探討在《氣的樂章》中曾提及的三焦以及三部九候。王教授認為三焦有兩種概念：

1、將身體分為上焦、中焦、下焦的「三焦」：血管共振分上中下，即二四六諧波。王教授發現上中下三焦的長度比為1：2：3，再分析三部九候的血流，發現也存在這個比率，即到頭、到手、到腳的諧波分別為六、四、二，符合1：2：3或3：2：1。

2、本身為一個系統的「三焦經」：相當於全身的腠理部位，因為有了三焦經，人類才能全身出汗，其諧波為九，和全身的氣有關，與其共振的諧波為三、六，也符合1：2：3比率。

王教授還以三、六、九共振來探討《傷寒論》病情的轉化，肌肉皮膚共振分表、半表半裡、裡，即三六九諧波，因此與衛系統密切相關。

王教授再次總結兩諧波組合：

三、六、九諧波是表與裡的規畫；

二、四、六諧波為上下或進↓出↓用的規畫。

個人淺見，三六九諧波的氣機偏於內外之間的橫向流動，二四六諧波的氣機偏於上下之間的縱向流動。六諧波的膽出現在兩個組合，王教授說「膽經為兩組和弦之共同頻率」，位於氣機流動樞紐的膽，中醫稱之為少陽，屬於春天開始要生長的樹木，具有很強的生命力，膽又為「中正之官，決斷出焉」，「凡十一臟皆取決於膽」，重要性其來有自。

王教授指出了左右脈可以反應同側身體的狀況，這確實是我們臨床上常見情況，也就是說，脈象本身不僅僅在寸關尺的位置去呈現臟腑功能，同時也會反映同側軀體的結構和氣血。

首部曲《氣的樂章》以嚴密的架構介紹氣的共振諧波，本書則將這些研究導入中醫系統，繼續探討中西醫的比較，中醫藥的特色等，作為總結，並指引未來中醫研究的方向。本書以《氣的大合唱》為名，真是實至名歸呀！

王教授所提出的氣血共振的諧波，從此研究中醫的臟腑、經絡、穴道、中藥歸經、五行等內容，還有打破傳統二十八脈的格局，認為「二十八脈相只是九牛一毛」，臨床上確實發現二十八脈並不足以概括臨床的各種病症之所見。人體是千變萬化，反映在寸口脈上的變化也是非常多元，唯有透過仔細的思考、動態、整體性的連結，方能從脈象去收集充足的診治資料。

筆者身為經絡研究者以及臨床中醫師，會從臨床應用角度思考。書中有一些內容有待日後觀察，如梅尼爾氏症，除了內耳的不平衡之外，還有耳朵局部結構異常，以及相關聯經絡一些的阻滯現象等，這些因素都會影響治療效果。還有王教授非常有建設性的見解，如：心氣看脾經，心血看膀胱經等，我們也會在臨床時思考應用。

本系列書非常精彩扎實，囿於篇幅，不能盡述其奧妙，請大家慢慢閱讀，享受氣血的和諧樂章。一般讀者或可先從第二部曲《水的漫舞》入門，跟隨王教授的能量觀，從飲食和運動著手，自我照護。若想逐步掌握王教授的研究思路，建議從第一部曲《氣的樂章》著手，此書內容最為豐富，理解難度也較大，但卻是系列書的敲門磚，後續的三部曲會提供更多的臨床研究與探討，相信讀者會有倒吃甘蔗的喜悅。

身為現代中醫師，我們深深了解，中醫歷經數千年淬鍊，其堅強的的生命力來自能與時並進，跨越時間、空間及人種的高度和廣度，因此成為「經典醫學」。身為中醫繼承人，我們肩負承先啟後的重責，不僅深入中醫之海，鑽研通達中醫理論，並需充分了解及掌握現代科學知識及儀器，將古典和現代知識有機結合，透過臨床應用，反覆驗證與提升，如此方為萬民之福。

感謝王教授帶領我們搭乘科學列車，聆聽氣的樂章，欣賞水的漫舞，以氣血旋律與合唱，共振諧波來穿梭古今，讓隱身體內的氣和經絡得以華麗現身，開拓出一條融合中醫與科學的自我保健與整體醫療的康莊大道。

二〇二二年八月

中醫科學化的實踐之道

黃怡超
衛生福利部中醫藥司司長

中醫歷經數千年臨床實證，歷久彌新，至今也越來越多研究證明中醫藥臨床上的效果。然而流傳數千年的中醫在一些定義或操作上不太明確，無法對應到現代醫學而遭到世人的誤解。也因為定義與操作上的不明確，在傳承上需要多年與經驗豐富的老中醫學習才有可能出師。

王唯工教授感念於此，在一九八八年設計出脈診儀的原型機，並提出了動脈循環共振理論。有別於其他以血液流體力學為主的循環理論，血壓脈波沿著動脈系統以徑向振動的方式向末端傳遞，各器官或血管叢的共振頻率為位於主動脈的共振頻率的整數倍，以達成與心跳的共振，提升傳輸效率，而脈波各諧頻的能量大小正代表著中醫十二經絡循環狀的狀態。在這理論的背後，王教授大膽假設、小心求證，由物理系統模型的試驗，看到脈診科學化的可能性，接下來一連串物理仿體的試驗、動物器官的響應研究，以致嚴謹的數學模型的建立，為整套理論系統打下穩固的根基。王教授提出的「氣血共振理論」開拓中醫研究的新局面，更將中西可以併治的手法以科學理念完全呈現，令人感佩。難得的是王教授的研究成就卓越優異，相關脈的研究成果刊登在許多國際一流學術期刊，包括《Circulation Research》等；另一方面，又能以科普著作，將脈的理論堂奧，向一般讀者介紹。

王教授撰寫的《氣的樂章》迄今發行滿二十周年，本書將血液循環理論做了清楚的說明，並根據研究結果，說明這個理論與中醫、疾病和養身的關係；他找到了一個讓中醫以科學語言溝通的方法，提供一種角度，進而理解中醫，理解「氣」、「經絡」、「陰陽五行」之於人體的意義。

《水的漫舞》則是對中醫「溼」的理解，繼而從身體該如何環保，該如何排除體內多餘的二氧化碳談起，並以實證的方法證實「氣」與「水」是健康的一體兩面，該如何透過正確的飲食和運動，排除的體內二氧化碳。

接下來二書《氣血的旋律》與《氣的大合唱》，更可見王教授分析因血循環不佳而導致的慢性疾病，針對特殊慢性病如高血壓與心血管疾病在中醫的邏輯下是如何了解與診治，也深入分析在各個相關領域裡、臨床上做相關的應用與研究，如中藥歸經、針灸效應、食物歸經、藥理比較、臨床研究等，發表了超過一百五十篇國際期刊論文，反覆地驗證整套循環共振理論，同時也為一些中醫理論提供了科學的解釋與基礎。

王唯工教授的血液循環理論今日由兒女接手推廣，其研發的科學脈診更與日常生活應用結合，實踐在生活中。中西醫學的結合一直是我在崗位上努力推動的政策目標，近年也可見中醫儼然已從另類醫學變成可以與西方醫學互補的整合醫學；而王教授三十多年的心血結晶更驗證了東西應該融合併治的智慧。

藉著《氣的樂章》出版二十周年的紀念與回響，也希望能帶動國人對中醫的進一步理解，一同緬懷王唯工教授在中醫科學化之路上努力發揚光大的精神。並延續王唯工教授實事求是的精神，推廣其脈診科學化的理念，持續為科學中醫深耕，落實科學中醫在生活中的實踐。最終達到全民健康全齡樂活的目的，同時也減輕高齡化社會日益擴張的健保負擔。

二〇二二年八月

自序

在過去近二十年的研究過程，主要參考《內經》等原著，由研究血液循環切入。

在引用《內經》資料時，則一直秉持著一個信念，「只討論奇蹟的部分」。兩千五百年前成書的《內經》，錯誤是應該的，而能與血液循環研究上的新發現接軌的「就是奇蹟」。看看兩千五百年前西方的大哲學家亞里斯多德，他在科學及醫學的論述中，只有幾丁點是正確的，但絲毫無損他是一代哲人。

這幾年研讀現代文獻，尤其是經過中國官方整理的教科書本，在「唯物辯證」的大旗下，一切講實證的科學精神，把中醫藥中不合科學的部分，做了大刀闊斧的整理。終於能將「法象藥理學」、「五運六氣」這些不能證明的部分，從正統教科書中拿走。

今天的中醫藥在大陸數十年的辯證、實踐，已逐漸走出一條很像路的方向來。但仍需要拓寬，奠基，建成高速公路、高速鐵路。

這本書命名為《氣的大合唱》，出發點是討論、思考人的元氣如何致中和。而致中和的方法，古聖今賢也提出很多見解。現經大陸大力整理之後，也來加上和聲，希望譜出一首古今中外的大合唱曲。

此書中，分析了現行中醫理論，並與各種循環生理學上的新發現，相互印證。大多是相見恨晚，但也有些出入，都在書中盡量點出。

或許是班門弄斧，或許是野人獻曝，希望的結果是拋磚引玉，祈禱能夠誘發熱烈的討論與慷慨的指導。

敬請大家一起來，用寶玉砌起中醫藥的新殿堂。

二〇一一年八月

目錄

關於《氣的樂章》二十周年新版 ❖

二十周年紀念系列推薦序 ❖

第一章　共振與氣

第二章　中西醫的比較

第三章　中醫藥的特色

第四章　總結

第一章

共振與氣

水與溼
中醫之特色
三焦經與全身之氣
由三、六、九共振頻看《傷寒論》
三焦經之特性
三焦系統
營衛系統與三焦系統
衛氣與外氣
膽經為兩組和弦之共同頻率
只有二組和弦的大樂器

水與溼

在中醫的定義中，「溼」一直是一個不明確的症狀。這在西方醫學，好像沒有對應的病名或症狀。

在《水的漫舞》一書中，提到中醫對水的敘述不多。多在水腫的第三階段才有著墨，但在最近，除了《傷寒雜病論》和《金匱要略》這些經書外，又多進修了一些唐、宋朝以後，尤其是金元四大家之後的著作，對於溼的了解有了更進一步的認識。

在用藥上最明顯的是，羌活、防風取代了麻黃、桂枝。而羌活、防風，其特性正是祛溼。而由仲景的傷寒，到宋以後的去溼，也經過了將近一千年的演化。在這之間，有些什麼人文、地理，甚至天候之改變，造成這個轉變？藥王孫思邈曾說：「南人祕仲景方而不傳」，但是治病終究是為了救命，在生死交關之際，又豈能知方而不用。應是並不適合該地區的流行病吧！

依看法，應是百姓生活的區域，由漢代在北方寒冷少雨的黃河流域，逐漸轉移到了宋以後，溫暖潮溼多雨的長江流域。黃河流域遠在北方，全年雨量少，黃土不易存水，河中泥沙又重，故其流經地區溼度不會太大。因而寒邪引起了常生的感冒。而在長江流域，不僅雨量大，分流支河多，又有許多大湖，洞庭湖、鄱陽湖、太湖……水又清澈，更在溫暖的南方，水容易揮發，故其沿岸，溼度必大，因而溼邪就成了感冒的主因了。

在《內經・素問》卷四〈異法方宜論〉中，「南方者天地之所長養陽也；故其民皆緻理而赤色，其病攣痺」，「中央者其地平以溼，天地所以生萬物也眾；故其病多痿厥寒熱」。似乎也點明了，氣候環境之不同，會引發不同的疾病，如痿、痺。

當看到這些文獻之後，就對「溼」有了進一步的認識，在《水的漫舞》一書中，曾分析水腫有五個階段，而第一至第三階段，也就是二氧化碳在身體中某些部位無法排出，因而堆積。其實這就是宋元以後，醫家所稱之「溼」。

有了這個認識，對中醫的了解又邁進了一大步。「二氧化碳堆積並吸收水分與之結合，在局部地區形成缺氧現象，因而失去新陳代謝之能力，並進而成為病原，不論是細菌或病毒滋生之場所」，這是中醫對溼的了解。用現代生理學來將之詮釋，就是缺氧之初期反應造成積水氣，而成了病原的溫床。

夾溼成痰，也就是病原進入身體內生長後，人體細胞與之作戰，產生了「痰」，「痰」是細胞抵抗病原的手段，也是抵抗病原之產物。與化膿是相似的性質，只是較為輕微的反應，化膿、瘀時，已是戰死的血球及病原的屍體了。

俗語說：「肥人多痰」。這是可以理解的，因為肥人多為二氧化碳排出不良，造成之肥胖。而二氧化碳積聚之地，又是病原的孳生地。肥人體內多處積聚二氧化碳以成其肥，也就難怪各處生痰了。

俗語又說：「怪病多痰」。因為痰的發生，表示已有病原之寄生，也就不再只是氣血不順而已的「正氣不足」。因兼有外邪入侵，而這些病原千奇百怪，也就難免產生怪病了。

對於這個溼何以致病，將在中醫病因探討時，進一步討論。

中醫之特色

中醫將身體看為一個整體，相當於一個小宇宙，這理論大家都已了解。

而中醫如何以共振的頻率來區別身體之各部位呢？

在這裡將做更詳盡的描述。

十二經絡分別是：

肝：第一諧波

腎：第二諧波

脾：第三諧波

肺：第四諧波

胃：第五諧波

膽：第六諧波

膀胱：第七諧波

大腸：第八諧波

三焦：第九諧波

小腸：第十諧波

第〇諧波應為心包。為手厥陰之共振諧波，而心經是否為十一諧波，仍未能確定。而各對應之器官也與相應之經絡有相同之共振頻。

這裡比較有趣的是三焦經。《難經》中提出三焦經對應之器官有名無形。而金元時期李東桓認為三焦無形有狀。後來張景岳提出大皮囊的看法，而清末民初唐仁川認為是油膜。經過許多實驗證明，三焦經之共振頻確是第九諧波。而將全身視為一個大共振腔，則其共振頻也是第九諧波。練功時，氣貫全身，所產生之頻率也是第九諧波。由此可推論三焦經應是覆蓋全身表面皮膚之下，有血管叢、汗腺、神經等結構的一層，為「決瀆之官，水道出焉」，是排汗的管道，相當於全身腠理的部位。人類因進化而有了三焦經，才可以全身出汗，這是狗等較低等動物所沒有的。這與三位先賢所見，確有相近之處。

而第〇諧波所代表之心包，幾乎包含了絕大部分中醫所談的心的功能，反而心經是第十一諧波，其分配之能量已經很小，究竟在中醫診斷以及治療上有什麼重要性，目前還參不透。

要了解中醫之診斷、辨證、論治、方劑等原理，還有一個三焦系統一定要了解。這個三焦系統分為上焦、中焦、下焦。《內經》中對上、中、下焦的描述並不多。《靈樞》：「上焦出胃上口，傍咽而上。」《五味論》中有「上焦者受氣而營諸陽者」，又有「甘入於胃其氣弱小，不能上至乎上焦，而與穀留於胃中」，表示上焦不是胃，而是胃以上之「出胃上口之諸陽」，就是頭面，此點王好古似乎已了解。而張元素提出：「上主納，中主化，下主出」，可解釋為口、鼻主納，五臟主化，而大腸膀胱主出。

過去對三焦，也就是上、中、下焦的了解，是根據血液動力學的研究結果，在實驗中，有兩個重要的突破點：其一，血管本身有其共振頻，而血管之共振頻與長度成反比。這個反比關係，在不同動物的身上也同樣看到。大象的身體大，血管長，所以共振頻低，心跳也就慢些，大約是十幾赫茲。而人是七十二赫茲。比人小的狗約一百赫茲。更小的老鼠則為兩、三百赫茲，這個道理在以前的著作中已討論過。但是如果把人的血管，由心臟到頭頂，分為一截當作上段，兩手打開通過心臟當作中段，而肚臍以下當作下段。則其長度之比又接近一：二：三＝上段：中段：下段。也就是血管向頭上走的頻率最高，走兩手者在中間，而往腳下者為最低。而其頻率之比數應是三：二：一。

三部九候在《內經》中篇幅，遠大於三焦（上、中、下三焦）：

岐伯曰：天地之至數始於一終於九焉。一者天、二者地、三者人，因而三之三三者九，以應九野，故人有三部，部有三候，以決死生，以處百病，以調虛實，而除邪疾。帝曰：何謂三部？岐曰：有下部有中部有上部，部各有三候，三候者，有天有地有人也，必指而導之，乃以為真。上部天兩額之動脈，上部地兩頰之動脈，上部人耳前之動脈；中部天手太陰也，中部地手陽明也，中部人手少陰也；下部天足厥陰也，下部地足少陰也，下部人足太陰也。故下部之天以候肝，地以候腎，人以候脾胃之氣。帝曰：中部之候奈何？岐伯曰：亦有天，亦有地，亦有人。天以候肺，地以候胸中之氣，人以候心。帝曰：上部以何候之？歧伯曰：亦有天，亦有地，亦有人。天以候頭角之氣，地以候口齒之氣，人以候耳目之氣。三部者，各有天，各有地，各有人。三而成天，三而成地，三而成人。三而三之，合則為九，九分為九野，九野為九藏。故神藏五形藏四合為九藏。五藏已敗，其色必夭，夭必死矣。帝曰：以候奈何？歧伯曰：必先度其形之肥瘦，以調其氣之虛實，實則寫之，虛則補之。

歧伯曰：審捫循三部九候之盛虛而調之，察其左右上下相失及相減者，審其病藏以期之，不知三部者，陰陽不別，天地不分，地以候地，天以候天，人以候人。調之中府，以定三部。故曰刺不知三部九候病脈之處，雖有大過且至工不能禁也，誅罰無過，命曰大惑，反亂大經，真不可復。用實為虛，以邪為真，用鍼無義，反為氣賊。奪人正氣，以從為逆，榮衛散亂，真氣已失，邪獨內著，絕人長命，予人夭殃。不知三部九候，故不能久長。因不知合之四時五行，因加相勝，釋邪攻正，絕人長命。邪之新客來也，未有定處，推之則前，引之則止。逢而寫之，其病立已。

其二，是三部九候的實驗。依照《內經》的指導，在三部九候所定義之穴道，做了脈波的量測，以諧波分析來了解各個特定穴道其諧波分配之情形。很有趣的是，如果以手部之穴道當作標準，則腳上的穴道，除了相應之肝經或脾經之第一與第三諧波會較大之外，所有腳上的穴道（包含九候之外）都有第二諧波（腎）相對較大之特性。同樣的以手為準，則頭上的穴道的第六諧波（膽）都比較大。而在此比較中，手上血管量得之第四諧波，都比頭上、血管或腳上血管中的第四諧波分量大了許多。

由這個結果來看，到頭上的血管都選第六諧波，到手上的血管都選第四諧波，到腳上的血管都選第二諧波。由波長來看，也是一：二：三，或頻率是三：二：一，與血液流體力學的結果不謀而合。

由這個結果，對於血流在身體分頻的生理原則有了更進一步的認識。一、由血管來的共振，往頭上的血管最短，共振頻是六（膽經），往手及身體（頭以外）之上半段之血管稍長，共振頻為四（肺經）。而往下半身一直到腳底的血管，其共振頻為二（腎經）。

如此，就可以把三部九候的診斷及治療的原則更加精準的應用，而與上、中、下焦的理論也不謀而合。

而另外一個三焦經（第九諧波）又該如何了解呢？

三焦經與全身之氣

當研究氣功時，請有功夫的師父從事運氣或做發氣的動作，同時測量其脈波的變化。於是發現了共同的特性。總是第三諧波、第六諧波與第九諧波同時變大。也就是脾經、膽經、三焦經的脈波振幅會變大。而發出至體外的波動，則以第九諧波為主。而三、六、九也互相為一：二：三。這好像又是一組有趣的配對。像音樂的和弦一樣。

進而開始研究補氣的中藥，如人參、靈芝，甚至茶及咖啡等飲料，就發現，這些會讓人覺得有精神的補氣食物，都有增加第三、六、九諧波能量的功能。加上三：六：九＝一：二：三的關係，讓我們對這一組像和弦一樣的諧波，必須另眼看待了。

等到觀察了許多病人之後，居然又發現，所有病毒感染而發病的人，其人之第三、六、九諧波之能量必較常人降低很多。而第四及第七諧波，也就是保護心肺的脈波，被迫提升，以保衛中樞。

上面所述的第二諧波為到腳上血管的共振頻。所有到腳上去的穴道，第二諧波都是共振頻，因為那是往腳上去，主血管的共振頻，也就影響了所有往腳去的穴道、器官，甚至骨骼、肌肉都受到第二諧波推動的血液波來供血。這裡的器官包含膀胱、生殖器官、腎臟等。從血管的解剖來看，在腎臟以下的血管（下焦），就以第二諧波為共振頻了。

由此可知，在腎以下的組織，如果是膀胱經，就有兩個共振頻，一為二（腎）一為七（膀胱經）。同理，在腎以下之胃經，其共振頻就是二（腎）及五（胃）。下焦之肝經為二（腎）及一（肝），膽經為二（腎）及六（膽）。下焦脾經為二（腎）及三（脾），而腎經則只有一個第二諧波。這個二，是下焦，也就是下行血管的共振頻，而另一就是經絡的共振頻。

同理，在兩手之間之血管（中焦），其共振頻都是四（肺）。而通過其間的經絡，則有四及其經絡的共振頻，如胃為四、五，肝為四、一，大腸為四、八，膽為四、六，膀胱為四、七——所以四、七脈波為中焦膀胱之共振頻，也就是所有重要器官之共振頻，因為重要器官之供血，都受到膀胱經通過的交感及副交感神經節控制，而中焦膀胱經，正是所有重要器官的集中地，尤其是心、肺。

同理，到頭上去的經絡組織，包括腦子等都在上焦，其血管的共振頻就是六，而頭上之胃經為六及五諧波（膽經只有六），膀胱經為六、七諧波，三焦經為六、九諧波等等。

由此來看，《內經》卷三，六節，臟象論：「凡十一臟皆取決於膽也」，就不難了解了，這是說「腦子是十一臟的主宰」，而膽經之共振頻，恰巧就是到腦子（上焦）去的主要供血能量的來源，如果膽經虛了，腦子供血不足，所有決斷之功能都將退化。

由三、六、九共振頻看《傷寒論》

由三、六、九，這個全身共振頻的特性，也可以做些推敲。由病毒之感染，也就是《傷寒論》所討論的主題。

在病毒感染的病人身上發現了共同的脈象，那就是三、六、九諧波都比平常人下降很多。第九諧波是全身外皮之下、腠理之間運行之氣，這與中醫所談的衛氣，不謀而合。而第三諧波為脾經之共振頻，也就是消化、運送營養的主力，與中醫所說的營氣也相合。

在《傷寒論》中，總是說病入少陽，在半表半裡之間。由五臟屬陰為裡，六腑屬陽為表，遲者臟也，速者腑也的角度來看，心、肝、脾、肺、腎都屬裡，而膽、膀胱、大腸、三焦、小腸屬表，胃為半表半裡之器官。

可是《傷寒論》卻說病傳少陽，也就是由太陽（膀胱經）轉進少陽（膽經）為半表半裡。這裡的表裡，與五臟六腑之表裡，以胃為半表半裡，為何有不同的見解？

看到的病毒入侵，其最嚴重時的脈象是三、六、九全變小。而四、七變大。其中三、六、九變小，是病毒作戰時進攻的路徑，而四、七變大，是身體保衛中樞所採取的反應。

由這個入侵途徑來看，（九）：第九諧波，三焦經在表，此時衛氣在抵抗。而桂枝、麻黃或羌活、防風，都是將病毒趕到九的外面去。以發汗、去溼等手段，重整衛氣，並將病毒趕到體外。

如果此時無法將病毒趕走，病毒必巡九↓六↓三的途徑繼續深入。到了少陽（膽），正是三焦（表）、脾太陰（裡）之中間。故由病毒的入侵途徑來看，到了少陽（膽）時，正好是半表半裡之間。而病毒再入侵，則入肺（四）脾（三）（太陰），更進入腎（二）（少陰）肝（一）（厥陰）。由《傷寒論》的病由外向裡傳的順序來看，發現的各經絡的共振頻率，也與張仲景所提示的順序不謀而合（由表至裡之順序為諧波共振頻由大到小）。

三焦經之特性

就十二經絡而言，各自有其共振頻。而三焦經或三焦系統卻是其中的提綱。三焦經是全身外罩之綱，也就是金鐘罩、鐵布衫所鍛鍊的重點，可將氣貫串全身，而達到號稱刀箭不入的境界。這個第九諧波的共振波，與運動科學發現的身體以全身為單位的共振頻，以及氣功研究發現氣功態之腦波共振頻率（氣功態時脈波也有相同共振頻），都非常接近，其間是否有些關聯，有待進一步研究。

更有趣的是，這個第九諧波與地球電離層之舒曼共振頻也非常接近。由氣功態，三焦經誘發之全身共振，進而誘發同頻率的腦波。此腦波已是電流、電壓產生的，是否因此而與舒曼共振的電磁波或地球磁場接軌，因而產生一種「天人合一」的寧靜、安詳的感應？這也是從事靈修、宗教等心靈科學或心靈心理學的人值得研究的方向。

這個三、六、九諧波又互為諧波，六為三之二倍頻，而九為三之三倍頻，與音樂之和弦一樣，不僅和諧，而且相互支援，因而身體健康。第九諧波為衛氣，而第三諧波，脾經管理消化、吸收及統御血液，也就是營養之輸布，是中醫所謂的營氣。而三、六、九系統就是葉天士所提倡的營衛系統，而六（膽經）在樞紐的位置，為由表入裡或由裡出表之關鍵，也平衡營氣與衛氣之消長。

三焦系統

三焦系統或三部系統，也就是上焦（部）、中焦（部），及下焦（部）。系統不論在中醫之診斷或中醫之治療，都是必須仔細了解的重點。

所有到頭上的血，很重要的部分是由膽經（六）供應的。而頭上的胃經則由膽經（六）及胃經（五）之共振頻為主，來決定其供血之總量。因此對頭上之胃經而言，不論是第六諧波或第五諧波能量不足，都會造成胃經分布的臉部缺血，因而臉上氣色不好，鼻子不好，長青春痘，長黑斑，下牙痛等。同樣的，如果膽經不好是影響更大，因為整個頭上的氣血都以六諧波為主要供血之源頭。而膽經與大腸經不好，則上牙不好，鼻子不好……所以治頭部的病，不論發病在哪條經，都一定要先想到要治膽經，而診斷是膽經不好就會對應頭面上的疾病。知道了膽經（六）是頭上供血之主帥，那麼由六、七諧波能量不足，就知道是頭上的膀胱經的問題。同理，六、九諧波不好，就是頭上三焦經的問題，而六與十諧波不好，就知道是頭上小腸經的問題。如此的分析，如是頭痛，就可分辨出來是六加某經絡之能量不足或血分受傷。則治療時，可先找到受阻之部分，如為外傷，可直接以物理治療，或以歸經藥直接將血引導致患處（這部分將在以後仔細介紹）。

而兩手之間，脖子以下，腎臟以上的部分就是中焦（或中部），此部分血管之共振頻為第四諧波。也就是肺的共振頻。所以在此位置之其他經絡，如胃經，則是四、五諧波的能量為主要供血的能量，如膽經則以四、六諧波之能量為主要供血之能量。其他各部分也是相同的原理。在這裡有一個可能，如果四與六諧波能量不足，那是中焦膽經呢？還是上焦肺經？其實了解經絡走向的讀者立刻就知道答案，是中焦膽經。因為肺經沒有走到上焦去。

而腎臟以下的身體部位，都是腎經的共振頻供血（第二諧波），同樣也遵守相同的原則。下焦胃經（二、五諧波）、下焦膽經（二、六諧波）、下焦肝經（二、一）、下焦脾經（二、三）、下焦膀胱經（二、七），也有同樣的問題。如是，（二、四）或（二、六）如何與（四、二）（六、二）分辨？其實身體的設計的確微妙。下焦沒有肺經，所以二與四皆不好，一定是中焦腎經不好，其實中焦腎經不好，就是氣喘病的主要病位。而上焦也沒有腎經，所以二與六皆不好，必定下焦膽經不好。而膝蓋病多在下焦膽經或下焦脾經。

由以上的介紹可以知道，在診斷時，不能只知道那條經不對，那條經不好，更要知道是上部某某經、中部某某經、下部某某經，以更精確地診斷出位置或器官病變。

營衛系統與三焦系統

在介紹營衛氣（三、六、九）如何在表裡之間出入，而三部也說明上、中、下如何分布。可見三、六、九和弦是由裡到表的共振，而二、四、六和弦（也是一：二：三）則是上、中、下部的共振。如此整個身體之表裡、上下都有共振頻各司其位。營氣在第三諧波時，為在裡，經過六（膽）則可走向九。所以中醫常說，眼睛打開看東西時，衛氣布全身。眼睛閉起來休息時，營氣活躍，衛氣就收回來。這與我們休息時的情況相當符合，而且靜坐時，都要閉目或重簾（眼睛半合，視而不見），也是相同的道理。靜坐時，因為腦子活動少了，第六諧波的能量下降，同時第九諧波也下降，此時腦波也呈現安靜態，以低頻的規律波為主，有些像睡覺的狀態。而眼睛一打開看東西，腦波也就產生大量高頻的雜訊樣的信號。

而在上、中、下部中，上部是膽為總管，也是五官之所在。不論口吃食物、鼻吸空氣、耳聽聲音、腦子思考、吸收知識，都在此進行。所以《內經》認為是咽口以上，而張元素大師也認為是入口，所指的是聲、光、資訊、食物、空氣等的入口。

而中部（焦）則是以心肺為主的各個主要器官之所在，這裡不論是吸進來的氧氣，或是吃進來的食物等等，都在這個部位處理。也就是「易水學派」創始人張元素大師所說的「化」。

下部（焦）是腎以下的部位，此處包含腎、膀胱、大腸、直腸等排泄器官，也包含了生殖系統。就身體而言，是廢料之排出及生殖功能，僅就本身的功能而言，就是出口。

這個三部或三焦就是進口、運化、出口之分工。而血液之分配上，就由第六、第四、第二諧波來擔任。

總結來說，三、六、九諧波，就是表與裡的規劃，而二、四、六諧波為上下或進↓用↓出的規劃。

這個二、四、六諧波的強弱，是由往上、往中及往下的血管是否本身健康而又吊掛在良好的骨骼架構之上才能決定。所以這個和弦能夠和諧、壯大之人，不僅血管系統本身健康，這已包含了心臟，甚至肺臟，而且又掛在一個健康的骨架之上；表示骨骼也健康，身體的姿勢也中正。

這些條件都不是幾天的運動，或服藥，或物理治療，可以改善的。

這個二、四、六諧波系統主要被先天的條件決定，而這個和弦最基礎的音，是第二諧波，也就是腎。由此和弦之結構，就可了解中醫為何認為「腎」為先天之本。

衛氣與外氣

第三、六、九諧波的和弦系統，是身體由裡到外的系統，是最容易感覺、也最容易控制的系統，一般的外功、氣功很容易將此系統鼓動。而一些補氣的中藥，如人參、靈芝等等，皆很流行，因為很容易讓身體發熱，而被感覺到，自然而然就直覺的認為很補。其實在現在流行的藥膳中，也是以補氣的食物為主流，吃過了身體覺得暖暖的，也就以為很補了。

三、六、九的和弦系統，大都是隨著神經控制的軟組織所組成，包含全身的大包覆之腠理部分（九），而六諧波主要在頭部，而三（脾）在全身的肌肉為主。大都可以隨意放鬆或收縮，因此在練習時最容易控制。所有稍有訓練的人，一提氣，就能把三、六、九的和弦加強振動，這個和弦系統因為容易振動，也容易控制，難免也有副作用。

在三諧波↓九諧波的過程中，能量由裡向外行。因為九諧波之能量已在體表，很容易就與外面的能量作用、感應，所以九諧波也是身體防衛大軍之駐地，也是衛氣之所在。因為已在體表，這個共振頻很容易就從身體之體表發散出去。這就是外功的由來。如果發射到體外，就是俗稱的外氣。

也就是這個容易發射出體外的特質，造成這個三、六、九和弦，有了許多特質。許多練外功的人，像臺灣早期的外丹功，練久了，總是身體像一團火球，別人靠近，就覺得暖暖的。可是脾經（三）可能不足，自己反而畏寒。因為氣跑到體表去，跑到體外去，別人覺得你暖暖的，可是肌肉內的氣都引到體表去了，自己反而覺得內寒。而一些發功替人治病的人，這個內寒、畏寒的現象更嚴重。很多號稱氣功大師的，夏天也穿著皮衣，一吹冷氣就打噴嚏，而膽經（六）也同時會變虛。許多練外丹功、自發動功的，會變得有些神經不正常，甚至「走火入魔」，也是因為氣由第九諧波漏出體外。不論是自己有意的、無意的，一樣將裡面的氣，送到體外去了，因而傷了膽經，造成腦部供血不足而發生的。

中醫常說：「虛不受補」，也是相似的道理。身子虛或沒有底子的人，二、四、六和弦的共振已失衡。吃進來的補氣藥無法通過六（膽）而進入三（脾），只能補到九（三焦），很快就散了。所以極虛的人，反而要從第二諧波或第三諧波加強，而不能吃一般補氣的藥。

膽經為兩組和弦之共同頻率

大家一定已發現這個三、六、九和弦與二、四、六和弦，有一個共通的音符，那就是第六諧波。這個第六諧波就可能作為這兩個和弦系統能量的交換機。經由六諧波，將三、六、九和弦中共振的能量與二、四、六諧波中的能量做交換。這個工作可能隨時都在進行，更提高了膽經「凡十一臟皆取決於膽」的重要性。坊間有些書鼓勵大家拍打膽經，就平衡身體的氣而言，拍打膽經的確是個平衡全身氣血的好動作。尤其是吃過一些補氣食物，可以拍打膽經來克服「虛不受補」的問題，而拍打的頻率最好與心跳一樣。這樣子才能增加共振之效果，就像推鞦韆一樣，推的頻率要與鞦韆的振盪頻率一致才能盪得高。因為膽經是心跳的第六諧波，所以拍打時要乾淨俐落，快速的一拍，與心跳同步，但接觸時用力的時間很短的一拍。其實這種拍法對其他經絡也有一定用處，只是膽經是比較樞紐的角色，與心跳同步地拍打，其效果特別好。尤其是餓肚子時，此時三、六、九諧波較強，其拍打效果是最好的。而飯後，則不妨走路，手（四）腳（二）之擺動可以大些，也要與心跳同步。因為飯後氣走二、四、六和弦，走路時自然能補充這個和弦的能量，進而平衡陰陽。

人在緊張的時候，腎上腺大量分泌，心跳加速，血液大量湧向肌肉及體表，也就是湧入三、六、九諧波的和弦中來，尤其向九集中。所以不論是考試，或是智力的競爭，如下棋、打牌，愈緊張考得愈差，比試的結果愈不好。這個緊張的機制，只在體力上有增強作用。像是運動比賽全靠體力的田徑賽，緊張會增加爆發力，但是如果是打球，還是冷靜些較好。

只有兩組和弦的大樂器

身體是個大樂器，《氣的樂章》及《氣血的旋律》二書中已有介紹。這個樂器中最主要的和弦有兩個，一為三、六、九諧波，一為二、四、六諧波。先有了這個重點的認識，就能對中醫許多診斷、方劑、物理治療等，都能做更深入的探討。

身體的這個樂器，演奏者是心臟，有零至十一諧波共十二個音符，分別與各經絡及臟器共振。而共振腔或共鳴箱，就是臟器及其對應之經絡。而血管之共振，分為上部、中部及下部，分別與膽經（第六諧波）、肺經（第四諧波）、腎經（第二諧波）共振。而共振頻在肌肉及皮膚中則三為裡（脾）、九為表（三焦）、六為半表半裡（膽）。

這個樂器只有十一個音符。這些音符都是互相獨立的，就像在三個空間中的X軸、Y軸、Z軸一樣，各個軸的分量分別可以各自相加，但X軸與Y軸上的數量，不能相加，同樣的Y軸與Z軸上的數量也不能相加。這就是數學或物理學中的向量的定義。

身體這個樂器有十一個音符，但全是相互獨立。這十一個音符其特性基本上是線性的，是在十一度空間（X、Y、Z為三度空間）中各自獨立的。當氣的樂曲開始由心臟彈奏時，各個音符不是個別的，在不同時間表現，也不是幾個音符在同一時間發出聲音，每次心臟所彈奏可是大型交響樂。這十一個音符，分別由十一個共鳴箱，分配在全身各地（分配的原理，請參看《氣血的旋律》一書），放大其共振或共鳴的特定諧波，在同一時間，一起發聲。

由這個角度來看，當心臟每次打擊時，全身的十一個共鳴箱同時響應，這十一個共鳴箱是相互獨立的，各自的聲音強度，只能在自己的頻率（或諧波中）相加或相減。

第二章

中西醫的比較

中醫與西醫之比較
中醫之現況
中醫的望、聞、問、切
二十八脈
脈診現代化的研究
八綱辨證
病因與治法
病因
治法

中醫與西醫的比較

如果獨立看每一個諧波能量之加減，其規則與西醫是完全相同的。西醫在藥理學中最常用的是 synergetic（協同作用），可以有 agonist 或 antigonist，就是正面相助，或是負面減少。其實這個協同作用就是中醫藥理中，補與瀉，或溫熱與涼寒的意思。

在我們繼續往下分析前，我們先把中醫藥之理論、西醫藥的理論，做一些簡化的介紹；希望也把能夠同化的部分先分離出來。再進一步來仔細分析中、西醫藥之歧異部分是如何產生。

我們先從中醫對健康的定義談起，中醫認為平人，就是沒有病的人，「陰平陽祕」，追求的是「致中和」。簡單地來說，就是各諧波的氣血都在正常的範圍之中。

而西醫則對身體各部位做解剖的定義，全身兩百多根骨頭都有規格的長度及寬窄。肌肉、軟骨、韌帶各有其結構、色澤、彈性。血液中各種成分，血球、血小板、血色素酸鹼值濃度、抗體、賀爾蒙、元素……所有成分都有其定義範圍。再加上X光、MRI、PET、內視鏡、超音波……

西醫的優點是標準化、精確又客觀，但是標準愈建愈多，檢查愈來愈複雜，難免歧路亡羊。在這麼多的檢查中，是否真的能找到生病的主因？

中醫對健康的定義的確很簡單，「致中和」、「陰平陽祕」，但是要怎樣證明呢？如何證明是健康或不健康，才能找到生病的原因或部位。

簡單的比較，中醫的健康定義簡單，但卻無法操作，不知要如何證明健康，如何找到病因、病症。

西醫卻因檢查太多而失去焦點，只是讓醫藥費用日益上漲，但是健康的維護卻日趨困難。

西醫的部分，大部分的人都很了解，也都做過健康檢查、看過病；而說中醫的檢查無法操作，中醫師必定有不同意見。

望、聞、問、切是流傳了三、四千年來的診斷方法，怎能說是無法操作呢？問題也就是三、四千年了，仍在原地踏步，沒有隨著其他科學、工藝、技術一起進步。由西元前人們不知用火、用車輪，一直到了二十一世紀，火箭登月、登火星，原子爐發電了，我們仍然用著三千年前老祖先的遺珍考證著那些理論又被西醫證明是對的，並且因此而沾沾自喜。長此以往，我們終究會被西醫以它日益精確的研究方法逐步的將中醫解「密」。這樣的過程，只是讓中醫的內涵愈來愈少，終究被西醫完全併吞了。過去有青蒿素治瘧疾、毛地黃治心臟病等等。除了中醫師仍津津樂道：「古人早就知道這些藥的功效，中醫是何等偉大」，而世界其他地方的醫生只知道這些藥是西藥。就像奎寧早就被土著用來治瘧疾一樣，而土著的巫術及巫醫的地位，也並沒因此提高；或巫醫的說法因此得到肯定。

中醫之現況

中醫總是說：「中醫是經過小規模積累」、「由大規模直接臨床的效果」來證明其功效。中醫也確實在古代、近代都治好許多流行病，歷史上也有許多記載。直到現代中國許多現代病，像寄生蟲、血吸蟲病、腹水用十棗湯或ＳＡＲＳ用仲景方，可以大規模的應用來防治流行病。其實在近代癌症的防治，中醫也有許多能人，可以逆轉病情，穩定病人而過著正常的生活。

中醫的確是有其功效的，否則不會有這麼多人，都想要為中醫的基礎找到道理，為中醫的診斷、治療找到規則！

中醫的診斷，大家都知道是望、聞、問、切。而開藥方的結構是君臣佐使，辨證是陰陽、表裡、寒熱、虛實等八綱辨證。或太陽、少陽、陽明、太陰、少陰、厥陰六經辨證。治法是汗、吐、下、和、清、溫、消、補八法，這些都是大家耳熟能詳的。

我們要在這裡檢視的是，這些我們奉為圭臬的標準，是否真的能夠操作。

中醫的望、聞、問、切

望：利用視覺觀察病人的精神、氣色、舌與舌苔、形態，和全身外露部分的異常情況，尤其是面部及舌頭形態。

「望而知之是謂神」。望診一直是中國人推崇的，許多古代名醫都留下一些近乎神話的記錄。而在現代的操作則是難上加難，女生抹粉點胭脂，男性也抹保養品，臉上早成了畫布。畫好的畫又怎知原來畫布是什麼樣子呢？舌診是現代研究人員很努力的重點之一，但是電腦合成的顏色與照相一樣，是 Pseudo

Color（虛擬顏色），很難與眼睛看到的原色做一對一的對應。更何況現在食物中色素充斥，像化妝品一樣，舌頭被染色了，又怎麼看原來的本色呢？

形態上，由姿態之不好，的確在現代仍有極大的診斷能力。而由矯正姿態、適當的運動，也能治療許多的稀奇怪病。

聞：分兩部分，一為聲音：由呼吸聲、妄言譫語、高聲叫罵、咳嗽、呃逆、呻吟等，固然可略知病人的健康狀況，但想由此了解病因、病情，恐怕是不夠的。

二為氣味：這個部分，現代科學已設計了許多電子鼻，目前的診斷力仍有限。也有報導，狗可先知道癲癇是否將要發作。除非你有「通天」鼻，否則想要超過電子鼻或「狗」，恐怕不容易。

問：一般認為要會問，才能問出重要資料，這項工作非常重要，因為醫生不能二十四小時全天候看著病人，所以病人在平時的生活如寒熱、汗痛（頭、身或四肢）、大小便、飲食、睡眠等等，都可以作為診斷的重要參考，這部分，研究的人也非常多。曾有多次以人工智慧寫成專家系統，但是因為要問的方向，必須很快地聚焦到病人的真正病症、病因，而電腦死板的邏輯又是巨大系統，總是叫人不勝其繁，也因此沒有被廣泛採用。

切：切就是切脈，這是中醫真正的特色，不論《內經》或《傷寒雜病論》都特別重視脈診。後世之醫家也特別重視脈診，但是許多著作都是玄之又玄、妙之又妙，至今仍無人能理解。

切脈的位置由《內經》的三部九候，到後來的獨取寸口。而將寸口分為寸、關、尺三個部位，分別代表不同的器官的共振脈。分類法不下數十種，比較流行的分類如下：

右手

寸：肺、大腸。

關：脾胃。

尺：腎、膀胱。

左手

寸：心包、心、小腸。

關：肝、膽。

尺：腎、膀胱。

經過了二十年數萬次的比對，發現左、右手所看到的器官是一致的，五臟、六腑、十一經絡，在左右手都看到。只是左手看到的是左半身的健康狀況，而右手所看到的是右半身的健康狀況。尤其是經絡，或是腎（二）、肺（四）、膽（六）、大腸（八）、小腸（十）等與偶數諧波共振的器官，其左右特別靈敏。

如半身不遂的病人，發病前或剛發病後，都可以明白看到患側的脈絡能量有很大的變動，表示相對的經絡或器官供血不穩。小血管開口過多，而呈現內風的脈象。而正常側則完全正常（以腦中風而言，左側不遂，右腦有風，右側不遂，左腦有風）。受傷時，這個左手脈管左邊、右手脈管右邊的現象也非常明顯，左邊的傷，一定在左手脈象中找到；右邊的傷，一定在右手的脈象中找到。不僅可以找到，而且可以用三部九候的原則定位。

二十八脈

臨床上比較常見的脈約有十七種，依文獻節錄於下：

一、**浮**：在肌表，輕按即感脈跳。多為表證、久病為虛證。

二、**沉**：輕按不明顯，重按才感覺，多見於裡證、虛寒證。

三、**遲**：脈搏很慢，每分鐘少於六十次，或每次呼吸心跳四次，多為寒證。

四、**數**：脈搏很快，每次呼吸心跳多於六次，多為熱證。

五、**滑**：脈往來流利圓滑。多見於孕婦、食積或婦女行經期。

六、**澀**：脈波澀滯不前，多為血少、血瘀或氣滯。

七、**洪**：脈寬大有力，來時盛大，去時稍衰，多為熱病，如陽明病熱證。

八、**芤**：浮取脈大，稍按中空無力，多見於大失血之後。

九、**緊**：脈緊張有力，如轉動之繩索，輕按重按皆可感覺，多是寒證、痛證。

十、**弦**：緊張有力，挺直指下如按琴弦，多為肝病、劇痛、寒證、瘧疾。

十一、**細**：脈細如線，但脈形清晰，多見血虛或氣血兩虛。

十二、**微**：脈形模糊，似有似無，多見亡陽、陽虛、氣虛。

十三、**濡**：脈細軟，浮而無力，輕按即感，多為溼證。

十四、**弱**：脈細小，沉而無力，重按才感，多為氣血兩虛。

十五、**結**：脈搏緩慢，時有間歇，次數多少不定，多是寒結、血瘀、氣結。

十六、**促**：脈搏急數，時有間歇。次數多少不定，多為寒熱證。

十七、代：脈成規律性間歇。或跳三歇一、或跳五歇一，表示臟器衰敗。

其他尚有緩、虛、實、疾、動、散、革、伏、牢、長、短等較難與前述十七種脈分辨的十一種脈，合稱二十八脈。

我們就從這十七種比較容易分辨的脈象來看一下，這些文字敘述可能有多少訊息。

一、所有症狀的描述幾乎全用「多是ＸＸＸ」，多為熱病，多為溼症，多為寒熱病，只是多為，而其他的可能是什麼？

二、其描述的症狀多依八綱辨證來敘述。寒、熱、虛、實，氣血兩虛，實熱……僅少數談到失血、肝病等特定病因。

三、各脈象所指向的病症，有重複的，如有虛證者有浮、沉、細、微、弱等五種，而有熱症者有數、洪、促等三種。

四、所做描述比較寫意，無法以數量確切定義規範，如細脈，脈細如線，但線有粗線有細線。究竟是多粗、多細呢？如弱脈：脈細小，沉而無力，到底是多細、多小呢？又多沉、多麼無力呢？與細脈之區別何在？

每次讀有關脈學或脈經的著作，總是臨書涕泣，不知所云。

脈診現代化的研究

在中醫現代化的研究中，脈診一直是重點，最常拿來談的就是細脈。用機器診斷，一切如常，但是老師父用手一按，就知是細脈。所以也不能說這些描述完全沒有用，只是多久才能培養一個老師父？多少人中才能培養一個真正的高手？

細脈：脈細如線，但脈形清晰。這個脈形清晰，就是機器診脈的困難所在。因為脈形清晰，機器之解析度較高，是線性的，而人的感覺是經過轉換的（人的神經感覺經過對數〔log〕之轉換，這是生理上有名的 Weber-Fechner law）。對中醫有認識的人，一定會說，以輕取、重取來區別細脈。但如果機器輕取，所有壓力變化較小的信號就不見了。脈波一定變形，就不是細脈了，因為脈形不再清晰。如果重取，因為信號清晰，一經放大，就如同平人脈一樣大小，又怎知是細脈呢？

以波形的振幅來分辨二十八脈。用手指來感測，其靈敏度比線性的感測器反而靈敏多了。何況二十八脈，本就是由手指敏銳的人，長時間累積經驗，在小生規模狀況下積累得出之結論。如果想貿然用機器來取代，一則機器之輕取、重取不易掌握，二則機器皆為線性之反應，不論大、小信號，一律相等放大。於是就失去了手指可操控的空間，將小信號放大多些，大信號放大少些之生理特性。此手指特性，可擴大對各種信號之解析度。如芤脈：浮取脈大，稍按中空無力。此脈手指可以判別，機器就困難了。弱脈：脈細小，沉而無力，重按才感……沉脈：輕按不明顯，重按才感覺……這一類的脈，正是脈診之精采處，可是機器大都無能為力。我們在研究中醫現代化之過程中，一定會遇到許多這樣子的問題，以傳統的法則，依傳統的方法，好像很容易遵循，雖然不能量化，也不精確。但換為現代化之機器，因為基本特性並不同，一個是由人類感覺神經經過「對數」轉換的信號，而經由二十八脈來做形象上的定性描述，這是傳統中醫脈診。而今要用一個線性的現代系統，不能像手指一樣輕取、重取，反覆操作，一試、再試、三試；非要把兩個方法做比較，的確是有許多無法克服的困難。

八綱辨證

八綱辨證——「陰陽、表裡、寒熱、虛實」——所謂的八綱，表面看起來是分成四區塊，而每區塊又分成兩類。這與《易經》的邏輯是相似的，把世上的事分為二，也就是二分法，二進位。整個資訊系統所依靠的電腦，其實也是二進位，也就是一陰一陽組成。只是這八綱究竟比陰陽多給了什麼資料。表裡，是以身體的內部、外部來分。例如三、六、九脈，三（脾）為裡，九（三焦）為表，膽為半表半裡，的確有生理的意義。而陰陽，有五臟屬陰，六腑屬陽，而胃為半陰陽，也有生理意義。而寒熱就是發冷或發熱，這是最容易了解的，但此處所謂的寒熱多為病人自己的感覺，而不是用溫度計量出的。虛實則是比較難懂的，《內經．通評虛實論卷二十八》：「邪氣盛則實，精氣奪則虛」，這是虛實最基本的定義。這個定義與前面三組比較，有點困難些，因為除了虛實之外，還要分別邪氣與精氣。並不是精氣盛為實，而只有精氣奪為虛。也不是邪氣奪為虛，而是邪氣盛為實。所以這一組不是二分法。是二分再二分，但是四分只取其二。

我們不僅要知道實與虛，還要知道精氣，也就是正氣與邪氣如何區別。我們在分析診斷時，在這個虛實的觀念上總是很困惑。如果只視為正邪消長之二分法，又不能窺其全貌。

這個八綱辨證中，陰陽是最基本的概念，因為都是二分法，就同《易經》一樣，由一陰與一陽為基礎，而表熱實也可視為陽，而裡寒虛可視為陰，但陰陽之中又有陰陽。陽中有陰，陰中有陽，又如「陽根於陰」、「陰根於陽」、「寒極生熱」、「熱極生寒」。

而由八綱辨證方法，八綱並非獨立，必須注意到它們之間的相互關聯、相互轉化的關係。就拿表裡與其他六綱的關係，就有下列的不同關係。

一、表寒實證
二、表寒虛證
三、表熱實證
四、表熱虛證
五、裡寒實證
六、裡寒虛證
七、裡熱實證
八、裡熱虛證
九、表寒裡熱證

十、表熱裡寒證
十一、表虛裡實證
十二、表實裡虛證
十三、表裡俱寒證
十四、表裡俱熱證
十五、表裡俱虛證
十六、表裡俱實證
十七、上熱下寒證
十八、上寒下熱證
十九、上虛下實證
二十、上實下虛證
二十一、半表半裡證

二十二、虛中夾實證

其實這個延伸的邏輯與《易經》是一樣的，一陰一陽為二，二陰二陽為 $2^2=4$，六陰六陽為 $2^6=64$。各個症狀都有對應的症狀描述，只是仍由望、聞、問、切來判斷。

比較容易與現代生理與解剖學接軌的辨證法是臟腑辨證，這也是《內經》提出的。

一般分為心（含小腸）肝（含膽）脾（含胃）肺（含大腸）腎（含膀胱）。就是所謂的五臟辨證，而六腑則因為有時以望聞問切沒有能力分辨，也就只好依附在臟的辨證之中，多在一些特別突出之症狀，才加以單獨辨證。這也是中醫在解析度不夠、分辨能力不足的情況下，不得不如此。

而臟腑辨證仍引用了陰陽、虛實、寒熱。只是表裡由五臟取代。

所以有：

一、心陽虛證：心悸、氣短、心痛、怕冷、肢涼、出汗、舌苔淡白、脈細弱或虛大無力。

二、心陰虛證：心悸、心煩、失眠、多夢、心中難受、灼熱似飢、健忘、盜汗、舌質淡紅、苔少、舌尖紅、脈細數。

三、心火盛證：心中煩熱，口舌糜爛、煩躁、失眠、少便短赤、舌尖紅、脈數。

四、痰火蒙心證：心悸、癲狂、失眠、噩夢、舌質紅或乾裂少苔。

五、飲阻心陽證：咳喘、心悸、胸悶眩暈、嘔吐氮涎。

六、心血瘀滯證：心悸、煩躁、心前區疼痛或牽引肩臂、舌質暗紅或紫色斑點、苔少脈澀，嚴重時可見面唇、指甲青紫。另有小腸虛寒證、小腸實熱證等小腸病證。而肝病的證候，則有肝氣鬱結、肝陰不足、肝火上炎、肝風內動、寒滯肝經、膽虛證、膽實證等等，而脾、肺、腎也有類似的分證。

臟腑又可有合證，如心脾兩虛、心腎不調、肝氣犯胃、肝膽不寧、肝腎陰虛、肝火犯肺、脾胃失調、脾虛及肺、肺腎兩虛、脾腎陽虛、腎水凌心等等兩個臟腑相互干擾或同時生病。

不論如何分類、如何辨證，困難之所在仍是診斷。而診斷所依靠的是「望」、「聞」、「問」、「切」。此四診絕對地限制了辨證的能力及精確性。換言之，這四診決定了餅有多大。愈精確餅愈大。而不同的辨證方法，只是切餅的方法不同，不論切四塊（八綱）、六塊（六經）、十一塊（臟腑），我們所能取得的資料就只有這麼多，也就是餅只有這麼大，再怎麼切，也不能讓餅變更大。所區別的只是切下的碎屑可以少了一些，也就是切燒餅時多掉或少掉幾粒芝麻罷了！

病因與治法

討論過診斷、辨證之後，輪到討論治法，治法與病因是互為因果。治法是去掉病的方法，而病因，是產生病的原因。因為對病因的了解不同，自然就產生不同的治法。大多數討論中醫的論著對病因較少著墨，我們過去也有同樣的傾向。其實病因在一個醫療體系中，占有指揮統御的地位。有句諺語「物必自腐，而後蟲生」，可是西方發現了細菌之後，就認為「物必生蟲，而後自腐」。中醫的治法以扶正為主，排除外邪為輔，臺語有句諺語「樹頭顧予在（牢），毋驚樹尾做風颱」，就是這個意思。身強體壯，不怕外邪侵襲。或「三驅以為度」（三面驅趕）將外邪趕走，而不將之趕盡殺絕！

中醫之病因，是長期對人的觀察而得到的結論。因為只對人觀察，就不易發現身外之物，如細菌等病原，只有如蛔蟲等大型寄生蟲，能以肉眼觀察，就能看得見，所以對蛔蟲之治療還是有烏梅丸之類的藥方。

中醫之發展，一切啟蒙於《內經》。以後的觀察固然在方劑上有了驚人的發展，而其他的基礎理論如臟象、經絡、病因、診斷、辨證，甚至針灸，大都已在《內經》的內容中。就拿醫聖張仲景的著作來說，在《內經．熱論第三十一》：「黃帝問今夫熱病者，皆傷寒之類，或愈，或死，其死皆以六、七日之間，其愈皆以十日以上何也？不知其解，願聞其故。歧伯對曰：巨陽者

『諸陽之屬』也。其脈連於『風府』，故為諸陽主氣也，人之傷於寒也，則為病熱……帝曰：願聞其狀。歧伯曰：傷寒一日巨陽受之，故頭項腰脊強，二日陽明受之，陽明主肉……三日少陽受之，少陽主膽……三陽經皆受其病而未入臟者則可汗而已，四日太陰受之，太陰脈布胃中絡於嗌，故腹滿而嗌乾，五日少陰受之，少陰脈貫腎絡於肺繫舌本，故口燥舌乾而渴，六日厥陰受之，厥陰脈循陰器而終於肝，故煩滿而囊縮，三陰三陽，五臟六腑皆受病，榮衛不行，五臟不通則死矣。」

由此段文字來看，不僅六經辨證，而且治法都是源自《內經》，只是仲景將巨陽解釋為太陽，但在《內經》原文中有巨陽者，諸陽之屬也，表示此巨陽所指非一個陽經而已。由我們脈診觀察，巨陽可能不限於太陽膀胱經，因為少陽三焦經也已經被外邪攻破了。如果諸陽視為手少陽三焦經、足太陽膀胱經（或加上手陽明大腸經與手太陽小腸經）之總稱，可能與風府穴（督脈之穴道，在頭上髮際）有關。我們的觀察認為，任脈在身體之正面與三焦經及腎經相關，而督脈走背脊與三焦經與膀胱經相關註1。故「諸」陽之屬，應為共振頻為七、九甚至包含八、十等經絡之共稱，為衛氣之大本營。

以《內經》此段文字放大演繹，就可略知《傷寒論》之大略內容。而傷寒書名也來自「今夫熱病者皆傷寒之病」，而六經辨證也已見輪廓。只是巨陽是否就是太陽，而將十一經絡簡約成六經，是否不夠周延，就不敢妄言了。同篇後段有「兩感於寒者，病一日則巨陽與少陰俱病，則頭痛口乾而煩滿，二日則陽明與太陰俱病，則腹滿，身熱，不欲食，譫言。三日則少陽與厥陰俱病，則

註

1　奇經八脈都與三焦經有關，我們在《氣的樂章》書中已討論過。

耳聾，囊縮而厥，水漿不入，不知人，死六日」，這不就是直中三陰的描述嗎？而《金匱要略》之書名似乎也源自《內經》第一卷〈金匱真言論四〉。

仲景先生被尊為方劑之祖，適名適所，如由藥物學來看，藥物學的經典：《神農本草經》，依多年的研究來看，已經抓到了中藥學的精髓，就是歸經。目前流行的中藥學多以溫涼寒熱來分藥性，其實也是根據八綱辨證。但在《內經》時代的辨證，是按十二經絡，所以《神農本草經》首先提出歸經的分類法，是與《內經》的診斷學相呼應的。《內經》與《神農本草經》兩經為中醫現存最早之經典。由多年的研究來看，《內經》是在中醫基礎理論、診斷、辨證、治法上，包含的內容最豐富，而正確的比例也最高。藥學則是《神農本草經》最能抓住中藥之特色，也收集了大部分主要藥物。實在令人不可思議！

病因

中醫之病因第一類為六淫：即風、寒、暑、溼、燥、火。與季節、氣候皆有關係：

一、風：《內經》在《風論》認為「風為百病之長也」。又在《生氣通天論》說：「風者，百病之始也。」而在風、痹、痿、厥四種症狀，由風進入麻木，就是痹，再惡化就變成痿縮，也就是退化，再惡化就昏厥。這四種病態以風為首篇，風可分外風與內風，在《內經》中只談風，沒有分內風、外風，在金元四大家之後才談到內風，李東桓認為內風是由於虛而來。朱丹溪則認為係由痰而來。到了明朝以後，就綜合為氣虛、血瘀、痰阻而生內風。葉天士因而提出陰虛陽亢之說，這個內風的理論，不僅指導了「腦中風」的診斷及治療，也影響了今日對高血壓症的看法。

外風是由外在風邪所引起，因為受了冷空氣的吹襲，血管收縮、皮膚脫水，容易造成口鼻之血液循環迅速降低，並失去津液，降低抵抗力，因而原來寄生在口鼻間之細菌起而作亂。外來的病毒或細菌，甚至有毒物質，皆可因口鼻之過濾、防禦系統失靈，乘虛而入。外風成病之原因，應是由外風造成頭、面部的經絡受到影響，《內經．風論第四十二》：「歧伯對曰：風氣藏於皮膚之間，不得通外，不得泄，風者善行而數變，腠理開而灑然，寒閉，則熱而悶。」「風氣與陽明入胃，循脈而上入胃，循脈而上至目內眥，其人肥則風氣不得外泄，而寒則為寒中，而泣出，風氣與太陽俱入行諸脈俞，散於分肉之間，與衛氣相干其道不利，故使肌肉憤䐜而有瘍，衛氣有所凝而不行，故其肉有不仁也。」可以簡單的了解如下：風邪係由顏面（胃經），突破了衛氣（三焦）的全面防守，並躲入了顏面之內。尤其是肥人（肥人多痰，身上多細菌），就誘發寄生在口鼻之細菌繁殖，於是將風邪留在此地，因而流鼻涕、眼淚，假如再與足太陽經一起進入其他俞穴，廣泛地進入腠理分肉之間，與衛氣相干擾，就更廣泛地造成氣道（氣管）不利（由口鼻進入氣管）。因而進一步影響呼吸、擴大病情，身體因而生瘡，甚至肌肉麻木（也因為肥人身上多處有細菌共生）。

而內風由李東桓、朱丹溪以降，都認為是氣血不足而來，因為痰、虛、陰虛、陽亢都是循環不足。而《內經》中之內風只有「入房汗出中風則為內風」，與坊間流傳的馬上風應為不同之症狀；應是興奮過度，大汗淋漓，忽然遇風，而微血管強烈收縮所造成之症狀。其實在任何劇烈運動之後出了一身大汗，是不能一下子吹冷氣或電扇或飲用冰水，是相同的道理。

對內風，我們做過不少實驗，我們首先以一段血管外接模擬器官的微循環模型，以脈衝波來研究其共振頻率。當在微循環模型的末端，將開口愈開愈多，則其共振頻率就不再是個穩定的固定頻率，而是變得忽大忽小。後來在腦中風的病人（新病者）、在將死之動物，或安寧病房的病人，也都看到相同的脈象，就是脈動失去穩定度。

其實這個發現是由於魏開瑜老師的啟發。在脈診機器首次製作完成（一九八八年），總是覺得取得的脈波圖好像並不相同，每次取六個脈波，總有些出入。經過數位信號分析後發現，果真有些誤差。不知是從哪兒來的，是電路不穩定？傳感器不好？還是操作不良？十分傷腦筋，修改了好些地方，的確改善一些，但是總是存在著誤差。此時已在各中西醫處會診，魏老師是臺北的名老中醫，排在最前面幾個，在他診所取病人脈診資料，一面分析我們自己的診斷，一面學習老師們的心得。大約在八、九天之後，也跟老師比較熟了，其間老師教了我們非常多的經驗。這一天來了一位約四十多歲的婦人，由家屬扶到老師樓上的診所來，很虛弱，主訴全身痠痛，說話有氣無力。老師望、聞、問、切以後，就告訴我，這個病人是典型的肝風內動，你仔細量量，有什麼新發現。

我們脈診一量，大吃一驚！因為正常人，其脈診的能量由低頻諧波到高頻諧波是逐漸減少的。穩定度則是能量愈大者，應愈穩定，所以低頻諧波的穩定度應是最好的。穩定度應是肝>腎>脾>肺>胃>膽>膀胱>大腸>三焦>小腸才對。

但是這位病人的肝脈的穩定度最差，也就是肝脈的誤差最大。由肉眼直接觀察，就能看出脈波的形狀個個不同。

由於這個啟發，回來後，思索了很久，才想到以血管加微循環模型，由國立臺灣師範大學王林玉英教授指導羅琨哲，執行開口數量改變之實驗。不僅了解了為什麼動脈到了小動脈，開口不能太多，所以總是只打開百分之一、二，以輪流打開的方式，廣泛供血。後來經過老鼠的實驗、人的實驗，也更進一步印證了《內經》的智慧：「風為百病之長也」。

風的脈象就是脈波不穩，此點與心跳頻率之變異度是相反的。心頻的變異度是心臟在找尋最佳的頻率：由自主神經控制，因為身體內外在環境不斷改變，各個器官或經絡的最佳共振頻可能有些變化，而且運動吃飯等活動，都會造成各組織彈性狀態之變化。心臟就自動地不斷地在一個小範圍內改變不同的頻率，同時計算輸出的功率。不斷地去找最好的心跳頻率，所以心頻變異，就是心臟自動找尋最佳阻抗匹配的手段，以降低心臟的負擔。而當心臟本身已經衰弱了，就不再有能力自動找尋最佳匹配，而變成勉強的維持著一個比較固定、但不一定有效的跳動頻率。如果心臟更衰弱，那就會愈跳愈小、愈跳愈弱了。

風的現象是由微循環主導的。因為區域供血不足，一方面請求心臟多送些血來（由改變脈波各分頻之比重），一方面將局部的開口增加。當開口兩倍、三倍、四倍的增加後，在這個微循環單位（常常是穴道或器官）的血壓就不能維持，因而區域之血壓就會忽高忽低。於是在脈診時，就看到該區域對應的諧波其振幅就忽大忽小，而不呈穩定態。

由這個內風的認識，可以知道所有組織的狀況在改變時，就容易產生內風，大部分都是由好變壞。但在服用中藥後，也觀察到相似的內風現象，如服用補肺的藥，通常，二、三、四諧波之能量皆會增加，但第四諧波增加較多。服藥約半小時之後，這現象就會發生，大約兩小時之後，藥效開始消退了，第四諧波的振幅，就像有內風一樣會忽大忽小，在服藥後的振幅（較大）與服藥前的振幅（較小）之間遊走，並逐漸回到服藥前的振幅。所以要做精確的脈診，除了不要劇烈活動（身與心）、不要過飽等之外，也要停藥三小時以上（如是丸類藥物，需要更久），才能看到比較接近病情的脈象。

二、寒：就是寒冷，因為寒冷，血液往內流，以保持體溫，因而四肢、口鼻都容易缺血，而無力壓制原有病原的活動，也無能抵抗外來病原之感染。導致手腳長瘡，口鼻感染，進而生病。

三、暑：因為天熱，腠理開，汗出傷津，所以衛氣不足。更因為天熱，血循環湧往體表以加速散熱，如仍散熱不足，容易造成內臟過熱，尤其是腦子，因而暑倒。而熱天病原繁殖迅速，稍不留意，就侵入已開之腠理，而身體因抗熱，原氣不足，外邪一侵入，就長驅直入，發病迅速。

四、溼：溼可由外而內，也可由內自生。與風一樣，有內溼、外溼。

內溼：因為二氧化碳排不出去（請參看《水的漫舞》一書），在體內與水結合為碳酸，並堵在身體各部位，造成各部位功能障礙，也助長病原之生長，更因病原之滋長而發病。如吃得太多，酒喝太多，尤其是汽水喝太多，更會助長二氧化碳之堆積，增加溼邪留在骨節，病原加速繁殖。

外溼：其實就是一般了解的溼氣重。溼氣重有兩個主要影響。一為體表的汗不易乾，因而皮膚潮溼（尤其在夏天，所以外溼在夏天最嚴重）；二方面阻礙了身體經由揮發汗水來散熱的功能，因而亦兼有暑溼——所有的致病因素。而溼氣重，表示水蒸氣的分壓在空氣中所占比例很大，例如溼度百分之一百，表示空氣中的水蒸氣已是百分之一百的飽和，如氣溫愈高，則此百分之一百表示之水蒸氣分壓愈大，氣溫在攝氏四十度時，百分之一百之溼度，水氣有約50

Torr 的濃度，如果氣壓又較低，只有 700 Torr（正常 760 Torr），那麼空氣就被水氣取代了百分之六點五，所以吸進來的氧氣就同樣少了百分之六點五。而氣壓原本就較低（少了百分之七點九）加上紅血球的的互相合作的吸附氧氣的機制，血中含氧量就可以少了百分之十幾，甚至二十幾。在這種狀況下，二氧化碳就更不容易排出去，大量堆積在體內，成為病原滋生的溫床。而原來就已積聚大量二氧化碳的部位，其生理功能就更加受損，造成痠痛、麻痺。氣壓愈低，溼度愈高，溫度愈高，我們就愈難受，就是外溼加害的結果，因為空氣中的氧氣被稀釋得愈厲害，因而體內二氧化碳也就堆積得愈多，於是外溼就變成了內溼。當相對溼度到了百分之一百，而氣溫達四十度時，大部分的人都將病倒了，可見溼之可怕。

五、燥：簡單地說，就是溼度不夠，也可有內外之分。外燥最容易了解的是我們用的保養品，都標榜「保溼因子」或玻尿酸之屬。保溼就為了防外燥，空氣太乾、太陽太晒都能產生燥。而於秋天，天氣剛開始冷了，血液由體表慢慢回到體內來，於是不僅皮膚乾燥、退化，口舌也會失潤，甚至乾眼、脣裂。如果這些部位的水分沒有了，加上秋高氣爽、溼度又低，就會失去對外邪如病原、過敏原等的防阻及排除（鼻涕、眼淚、口水都稀少），也會發生過敏、生瘡、耳鼻喉腔感染，並進而引發各種疾病。

內燥多是失血或腹瀉或服用不對的藥物，造成口乾舌燥，津液乾枯，此時身體因失水而失去運作及抵抗外邪的能力，可是非常危險的。感冒時，乾咳比有痰的咳嗽，通常都更難治，也是這個道理。

六、火：火邪也可分為外火及內火。而所有風寒暑溼燥都可以化火。簡單地說，所有細菌由外入侵，都能引起火。火也就是身體的抗抵，火就是把很多的血送過去的這個反應。當風、寒、暑、溼、燥，這些淫造成感染時，身體必定派兵抵抗，就送去大量的血，這就是由外邪所引起的火。

而內火則是為了平衡新陳代謝，例如吃了有毒的東西會升肝火，肺虛也會升肝火，都是生理上為了解毒，而增加流去肝的血液。晚上不睡，思慮過度，則心臟沒有得到適當的休息，就會升心火，也會升肝火。因為心臟沒有休息，工作過量，難免勞累，心臟就有些壓不動了。於是心火就上升，也就是心臟需要異於平時的供血量，以維持其功能。而思慮過度，睡眠不足，身體廢物產生過量，來不及處理，則去肝臟的血就要增加來解毒。房事過度，身體要加班，也會產生腎火，但久了就成腎虛。

所有不正常的生理活動造成某些器官的過度工作，而吸引不尋常血液的供應，都可視為內火。

虛火都為補救另一經絡或器官的功能，而提高血液的流量，例如陰虛火旺，為了低頻的諧波因器官、經絡老化或生病，能量不足，只好靠高頻的諧波以及肝經升高能量來做些補救，但是並不能取代，所以仍是病態，是老化常發生的現象。

中醫的病因還有七情內因，就是喜、怒、憂、思、悲、恐、驚，這些情緒會影響人的精神狀態，在現代心理學也有很多認識。而中醫認為五臟藏其神，在《內經．靈樞本神第八》：岐伯曰：「凡刺之法必先本於神，血、脈、營、氣、精、神，此五臟之所藏也。」「五臟主藏精也，不可傷，傷則失守，而陰虛，陰虛則無氣，無氣則死矣。」所以這些情緒的不正常表現，必將傷及氣血之分布，進而造成生病，大怒傷肝，久思傷脾，已成為大家的常識。

其他如蟲、房室傷、外傷，也都與現代醫學一樣有許多認識。

治法

中醫的治法分為八種，汗、吐、下、和、溫、清、消、補。在中醫之治法中，特色已在前面提出：就是以三面包圍，將外邪趕出去。而不是將外邪包圍，趕盡殺絕。《孫子兵法》有曰：「倍則攻之，十則圍之」。要將外邪包圍，趕盡殺絕，需要十倍兵力，難度很高。而且外邪一旦潰散四逃，藏於不易發現之處，可能潛伏很久，也不能清除。近年來抗生素的殺菌力是勇冠三軍的，但是慢性病卻愈來愈多。

這種趕盡殺絕法的另一個後遺症就是抗藥性。只要有一個細菌沒有殺死，或稍有抵抗力，就能逐漸重新繁殖。而一次、兩次，殺了以後，適者生存，就會選出不怕這個藥的病原來。近年來超級細菌種類愈來愈多，也愈來愈凶，就是我們用藥來幫忙選種，選出來的。

中醫這八法中沒有殺法也沒有滅法，最強的手段也只是清法、消法。這八法是經過了幾千年，才逐漸成形的，《內經》中有汗法、下法等，提出當發汗或利小便等治法，到了張仲景的《金匱要略》就已八法齊備了。不僅提出治法，同時明確開出方子來，如吐法：瓜蒂散，下法：承氣湯類，和法：小柴胡湯、瀉心湯類，清法：白虎湯、百合知母湯，補法：黃耆建中湯，溫法：理中丸、吳茱萸湯、大建中湯，消法：鱉甲煎丸，汗法：桂枝湯類、麻黃湯類。張仲景確為方劑之祖。

到了宋朝以後，補法有了長足的進展，在張元素創立易水學派，提出臟腑標本虛實，寒熱用藥式之後，有朱丹溪的補腎，李東桓的補脾，將補法發揚光大。

而清法也在溫病學派做了進一步的發展之後，才有了今天這麼豐富的各種驗方。

在各種治法中，大都配合下法、汗表，將外邪經由皮膚、大便、小便或痰等身體排除廢物的天然管道，將之排出體外。這些外邪，不論是細菌或病毒，大都存在已久，因為我們的抵抗力不足，或不注意衛生，不注意保健，為之乘虛而入。在治療時，一方面增加自己的抵抗力（溫法、補法），調整五臟六腑的機能（和法），都是以扶正為主。而去邪，則以改變外邪寄生處所的各種環境，使外邪不易生存、不願久留（清法），消除因為自己不健康的飲食或其他原因，造成體內的積滯或結塊（消法），同時配合吐法、下法、汗法，當作外邪的逃生之路，將外邪趕出體外，身體也就復原了。這個治療方式以扶正為本，加強軍警巡邏，並以改變環境為手段，讓外邪住得不舒服；再開放邊防，讓宵小知難而退，逃之夭夭。

有了這些認識，我們就可以進入中醫最大的寶庫：「金匱中的方劑學」。

第三章

中醫藥的特色

中藥之藥理
為什麼要找尋中醫之特色？
我們如何選擇研究中醫的方向
設計實驗
意外的發現
由氣看藥性
歸經的研究
方劑之結構
身體之防禦是如何出錯的？
這個漏洞要怎麼偵測呢？
這個漏洞要怎麼補救呢？
物理治療有什麼好處？
方劑是什麼？
溫病的方劑
安宮牛黃丸
搶救劉海若
身外之物與身內之務

中藥之藥理

教方劑學的老師們總是說：「方劑是研究藥物放在一起的結構。以了解一組中藥組成方劑時其結構共性。」

在進入方劑之前，還是要先分析一下藥理。因為方劑是由單味藥組成的，而單味藥正是方劑的基本元素。

在藥物之特性上，《神農本草經》首先提出歸經的概念。按五臟六腑的溫、熱、寒、涼也就是補、大補、瀉、大瀉，來為藥物分類。有「主五臟六腑」、「主腰痛」、「安中養脾」、「助十二經」等等敘述。到了宋朝《聖濟經》（總論）把中藥功效分成十類，也就是將宋以前的藥理學做一個整理。到了金元時期，易水學派又重新提出歸經的學說，而且多提了一個命門。

簡單的藥性，中醫依照四氣、五味、升降浮沉來分別。

溫涼寒熱為四氣，辛甘苦酸鹹為五味。四氣已討論多次，就是增加能量（溫），減少能量（涼），大量的減少能量（寒），大量的增加能量（熱）。這是功能性的分類，但是這些藥去什麼地方呢？就要分五味了，《內經．靈樞．五味第五十六》：「五味各走其所喜，穀味酸先走肝，穀味苦先走心，穀味甘先走脾，穀味辛先走肺，穀物鹹先走腎。」其實這也是歸經的概念。而升降浮沉則是在所在之內臟產生能量改變之餘，身體進一步的反應。如氣走三焦，又為熱性，則發汗。如氣能入脾胃，又為溫熱性，則有升舉胃下垂的作用。氣入腎及膀胱又能利尿，則有降之能力。所以辛、甘、溫、熱多主升，而酸、鹹、苦、寒多主降。

雖然中藥有四氣、五味、升降浮沉的分類法，但最常用的還是由其應用的角色來分類。

例如：解表類、清熱類、祛風類、溫裡類、理氣類、止血類、補益類、化痰止咳平喘類、安神類、收澀類等。而宋以後又多了芳香化溼、活血祛淤，平肝熄風等等新的種類。

其實在方劑的分類上，也幾乎與單味藥是相似的或是平行的。那為什麼不像西藥一樣，就直接用單味藥呢？中醫方劑之組成上有什麼重大的祕密？讓我們摸不著，猜不透，卻又常常驚嘆其神奇的功效！

中藥的定義近年來也有些爭議，有些人認為沒有經過抽取純化的天然藥物，不論是否經過簡單炮製，皆可視為中藥。但是中醫專家認為，在中醫理論指導下之天然藥物，才能稱為中藥。從《內經》起，中醫就提倡藥食同源，而且贊成食療多於用藥。《神農本草經》中之上品，幾乎都用於食材。藥物與食物或可以上、中、下品加以區別。上品者是藥也是食品；中品者，可為藥、可為食品；下品者皆多少有毒，就必須視為藥了。《內經》中幾乎視為藥者皆稱毒藥。

但是這個答案仍未解決中藥與天然藥物如何區別。依照中醫專家的見解，應是「中醫理論指導下」是決定因素，那我們不禁要進一步問：「中醫理論」是什麼？

為什麼要找尋中醫之特色？

這本書已討論這麼久了，可是大家一定仍很困惑，到底中醫理論與西醫理論有何不同？人的身體只有一個，華人的心肺與白人、黑人、阿拉伯人、猶太人的心肺都是一樣的，生理學也一體適用。那麼中、西醫理論的不同點、相同點又在哪裡？中藥與西藥的區別又在哪裡？

五臟六腑，中西醫都有解剖結構，西醫因為幾千年的進展，非常細膩，而中醫在《內經》中的描述後，幾乎沒有進一步發展。五臟六腑各自主掌的功能，中西醫也大同小異。當然中醫不知道內分泌、神經，不知道抗體，不知道維生素……所有近年來的生理、藥理……的醫學上新發現，中醫都不知道。可是中醫就是有時能治好西醫治不好的病。因為不是每次都治得好，所以中醫總是被攻擊，只提出治得好的病例，卻不談可能更多沒治好的病例。

對這個問題，有個比較客觀的看法。參觀金字塔，總是讚嘆四千年前埃及人是怎麼把大石塊搬上去的。讚嘆的不是大石塊，而是怎麼搬上去的。因為現代的起重機械，不要說由地面搬上去，即使用飛機吊掛也能吊上去。讚嘆的是四千年前，沒有任何工具的情況下，埃及人是如何用人力及簡單的機械、槓桿、滑輪等沒有動力的機械，把這些石塊搬上去的。

如果在四千年後的今天，使用了所有現代化的機械，各種起重機械，仍然不能把這些石塊搬到金字塔上去，那麼意義就不一樣了。表示四千年前的埃及人一定多知道什麼重大的知識，這知識是目前仍不知道的。所以今天搬不上去，而四千年前埃及人卻搬得上去。

我對中醫的看法就是基於這個想法，要證明中醫有其價值，只要能提出一個病例，有治療效果，而且此效果是西醫所無法做到的。只要有一件，就表示中醫的內涵中，必定有現代西醫還沒有了解的祕密。

西醫的發展也已經過了幾千年了，在兩千五百年前，《黃帝內經》及《神農本草經》是多麼了不起的經典，而經過這兩千多年來，全世界的科學不斷進步，知道了分子、原子、電子、基本粒子、宇宙、塑膠合成、原子彈、氫彈、登月火箭等等，這些都是《黃帝內經》、《神農本草經》的作者們所不能想像的。

所以要了解中醫的內涵，一定要從西醫還沒有知道、也尚未發現的角度去尋找。西藥有抗生素類的用來殺菌、荷爾蒙類的調節生理、神經傳導物質來調節腦部功能……我們如果也從這些方向來找中醫的基礎，恐怕是緣木求魚。當然也有人說：「找不到魚，找一隻樹蛙也不錯。」不過我們終究是要找魚而不是青蛙。

中國提倡西學中、中學西已經許多年了，也大規模運用西藥的研究方式、成分分析、藥理分析等手段，一路走來也幾十年了，當然有了許多的數據，也了解了很多藥材的主成分、特性。但是似乎與中藥所謂「在中醫理論指導下」的功能找不到關聯。

目前中醫界的諸位先進，只得以臨床實驗為主要手段，像我們的祖先一樣，以大量人體實驗的結果，來證明其功效。好在有了SARS等傳染病，讓我們老祖宗的驗方有了一展身手的機會。但是這對「中醫理論」似乎沒有多少幫助，也無法對中藥給一個更明確的定義及描述。這些有效的驗方有點像神祕的核子融合一樣，不知如何有效使用它做成爐子，「宇宙間有例子可以觀察，確實存在。」可是我們卻無法控制它，更不要說主動地製造它。就像太陽一樣高掛天上，我們雖然可以使用太陽能，卻無法另外製作一個小太陽來發電，可以在每個社區裝置一個。

要尋找「中醫理論」一定要先找到水，再由水裡去找魚。中醫理論的活水在《黃帝內經》、在《神農本草經》。不只在這些經典中找，還要在西醫目前沒有的知識中去找。如果西醫已經有了，又經過這麼多人，用現代的儀器研究，用電腦分析大量處理資料，早就研究清楚了。不循著西醫的知識來研究中醫，也是基於這個想法。因為這個池子中早已多次撒大網、撒小網，即使在今天找到了魚，也一定是小小魚或小小蝦子之類的漏網之魚、漏網之蝦。

過去三十年來，抓住《黃帝內經》與《神農本草經》已有而現代西醫仍沒有的兩個課題，一個是氣，一個是經絡，認真思考，我們認為這兩個題目是一體的兩面。氣為動態的是陽，經絡是靜態的為陰，一陰一陽是謂道。氣在經絡中走，氣也幫助經絡的形成，而經絡規範了氣的運行，也由此而形成中醫獨特有的臟象，這些是西醫所沒有的特色。如要找到這些特色，一定也要在西醫所沒有的診斷方法，辨證方法、治法……中去找，如能將這些理論找到根據，進而應用到藥理學及方劑學等治療的具體手段中來，就能了解中藥：「中醫理論指導下的天然藥物」以及由其組成的方劑了。

如何選擇研究中醫的方向

在中醫診斷中的望、聞、問、切，西醫都有了。西醫的望，不僅用眼睛望，也用X光望骨頭，用核磁共振看結構、甚至分子組成，用正子發射影像看新陳代謝，用內視鏡看胃、腸、子宮……各種身體的內腔道，用超音波看形狀、密度。這些方法、儀器仍在不斷進步之中，不知比中醫兩千多年前的老方法進步了多少。

聞：包括聽聲音、聞氣味。西醫所有血液成分分析、痰液成分分析、大便分析、小便分析等等，都在用機器聞。而聽則用聽診器，不只直接聽，還可以取下音頻信號後用電腦分析；用外力敲打，由骨頭發出聲音來聽，用超音波去敲打器官、組織，聽其反應的聲音……不一而足。

問：西醫早有標準問的表單、操作程序，而且分科分診。雖然直接的電腦問診並不十分成功，但是其鉅細靡遺的表格也在不斷地進步中，如此看來，只剩下切了。西醫也用切脈，直接地使用來量心跳次數，並進一步研究心頻變異，而使用最為廣泛的就是量血壓。

說來還真費解，中醫由《內經》以降，經過兩千多年，都沒有開發出以切來偵測血壓的高低。二十八脈中或許洪脈、實脈、弦脈勉強與高血壓扯上一些關係，即使到了溫病大師們，如葉天士等提出陰虛陽亢或肝風內動，雖然知道如何診斷風，也知道內風能引起中風（包括腦中風），但是始終沒有提出高血壓的觀念，以及如何測量高血壓。

而切在西醫的開發上，可能因為好幾位血液流體力學的大師，在多次嘗試，以血流理論出發，始終找不出門道之後，就認為中醫之脈診所宣稱的一些神奇診斷能力，恐怕只是個神話，而告終止。

就在這個中醫飽受打擊，許多西醫甚至挑明地說：「中醫全是安慰劑效應，所治好的病，即使不治療，自己也會好！」在這個最壞的時刻，也是最好的時刻，我們全力投入了切的研究。

在詳細地閱讀了幾百篇血液流體力學論文，以及五、六本專書後，始終弄不懂這些大師們究竟在說些什麼。大家引用了一大堆複雜的方程式，但是方程式是怎麼解出來的，卻是到處找不到。所有由許多教科書與論文中拼湊起來的解題過程，充滿矛盾。而其使用之邊界條件，可像牛皮糖一樣東拉西扯。更奇怪的是，每一個實驗，不論是管子的模擬，動物的研究，人體的實驗與各種理論的誤差，都大得不合理。可是所有的論文幾乎都把誤差一致歸咎於一個沒有人知道從哪裡來，也不知如何產生的「反射」。

想著、念著，念著、想著，西醫在這裡好像有些錯失。換言之，如果中醫要有機會，如果中醫是正確的，這可是一條明路。可是這麼複雜的血液流體力學不知從何下手。要研究它，你至少需要先懂一些「流體力學」、「材料力學」、「彈性力學」、「生理學」等等基礎科學，更不要說複雜的心、血管系統及心、血管疾病。再加上各有所長的各類量測工具，雷射測速器、超音波測速器，電磁測速器、壓電壓力計、壓阻壓力計，不一而足。

於是決定以簡馭繁，學著張無忌的口訣——「我只一口真氣足」，一切由氣入手——只研究壓力波在血管中的各種特性，而視血流為由壓力傳送而產生的必然結果。也就是以壓力為主、流量為從。

一面仔細盡力閱讀這些相關的書籍，一面開始設計最簡單的實驗。

設計實驗

第一個實驗由許多彈性管子連結在一起，外接一個泵當心臟，以每秒約一次打水，而在管子中連接一個量壓力的感測器。因為是嘗試性的，我們用了直接目測，一個與空氣接觸的管子，以管中水面的振動來當作血壓的變化。很快就發現，只有管子的連結，其振動發生的頻率比泵的打水頻率高了許多倍，雖然可以看到壓力在振盪，但是太快了，不可能用手去察覺，因為我們用眼睛也看不清其確切的變化。

進一步思索，就想到中醫脈診，診斷的是五臟，而不是血管，最初的模型只有血管沒有五臟，所以只有高頻的變化，無法以簡單目視或手指觸感來辨別。

於是就想到五臟是較大的血液容器，而且也較血管柔軟。不能只以彈性膠管來模擬，一定要用一個更大、更軟、更能容許體積變化的元件才能模擬。於是就想到可用氣球，去玩具店買了大大小小的氣球，一共花了五百多元臺幣，加上塑膠管，就花了一千多元了。

在一九八五年夏天，在塑膠管上接上了氣球當作臟器之後，可以明確地看到，與泵（心臟）同頻的波動變化，可以用肉眼明確地看到水位高低的變化。當我們以五個氣球模擬五臟，有大的氣球、有長的氣球，一共用了五個大小、形狀完全不同的氣球。而更有趣的是，當我們把其中一個臟器（氣球）的連結動脈（膠管）夾住之後，就可以以肉眼看出不同的波動情形。這一千元新臺幣，

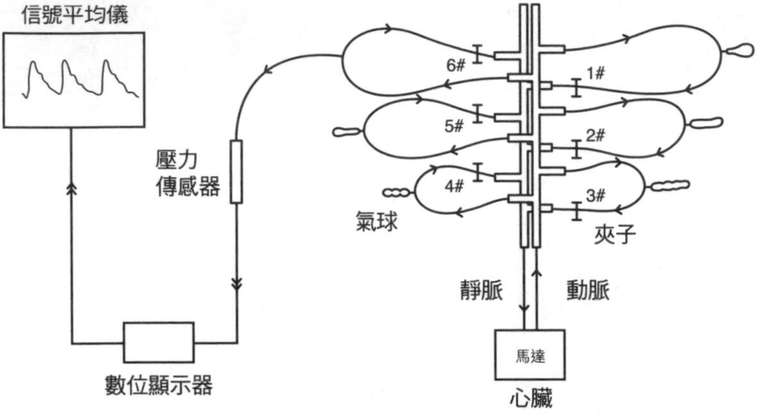

圖一：循環模型之示意圖
→表示水流方向　→→表示傳送信號方向

就奠定了至今三十七年來的研究方向，於是就買了壓力感應器，接上示波器及記錄器，記錄第一個實驗結果。

接著就比照這個模擬實驗做動物實驗。因為知道了這是整個系統的物理特性，我們在動物（老鼠）實驗上，就刻意避開了許多陷阱。這是過去許多的觀察者沒有刻意避免的。

當一個器官的血流被阻斷時，

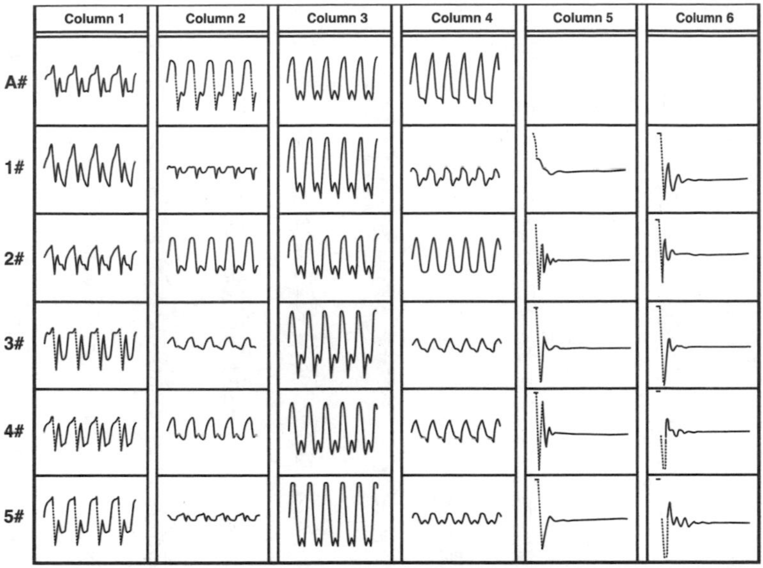

圖二：在改變流動形態後，由循環模型所記錄之波形

A#：為流動形態改變前

1# 至 5#：為分別夾住或打開 1 至 5 號開關後波形之改變。第一欄只夾著一個 1 至 5 號開關，其他打開。第二欄，只打開一個 1 至 5 號開關，其他關閉。第三欄為心跳加快後如第一行之操作，第四欄為心跳加快後如第二欄之操作。第五欄為如第一欄之操作，但停止馬達，僅以敲擊氣球來觀察脈波之變化。第六欄為如第二欄之操作，但停止馬達，僅以敲擊氣球來觀察脈波之變化。

心臟的反應一定是增加輸出功率，希望把這個阻礙突破，好把這個器官救回來，其實這也是高血壓會產生的主要原因。早期高血壓的動物模型，就是以細繩綁住腎臟，以便老鼠產生高血壓，也因為這個由來已久的高血壓動物模型，才會在後來開發了自發性高血壓老鼠（S.H.R.）。這種老鼠，有先天性的腎臟缺陷，稍微長大後，因為此腎臟缺陷，就自然發生高血壓，像腎臟被繩子綁住一樣。

在做動脈阻斷的動物實驗時，一定要記得這個非常強烈的生理補償反應。所以我們先觀察，如果腎動脈被阻斷後，脈波隨著時間的改變，於是就發現，阻斷之同時，血壓立即下降，五、六秒之後，明顯開始上升，幾十秒後幾乎恢復到常態血壓。

由此反應可知，阻斷動脈之後只有三、四秒的時間是生理尚未反應期，也就是只有這三、四秒的時間，動物的循環系統是純粹的物理反應，也只有這阻斷後的三至四秒時間，因為生理來不及反應，而可以觀察到與膠管、氣球所模擬的系統有相同的反應。也就是這個循環系統的連通管，其純粹之物理特性。所以我們總是在阻斷動脈後三至四秒的時間取下數據，就將動脈阻斷移開，血壓與波形都能立刻恢復，等過三、五分鐘之後，再阻斷五秒，又可取得完全一樣再現的血壓與波形，打開後又可恢復到被阻斷前的狀態。

意外的發現

當分析這個數據時，突然發現，腎動脈阻斷時，第二諧波變化最大，而流入脾臟之動脈阻斷時，第三諧波變化最大。

因為心跳是規則的，早就引起我們注意：「為什麼心跳是規則的？」比較直覺的想法是這個頻率心臟負擔最小。如果接著問：「為什麼這個頻率心臟負擔最小？」直接的想法是心臟的負荷有特定的共振頻率，以此共振頻率跳動、送血，其負擔自然會最小。

	(A) 正常		(B) 綁住		(C) 放鬆	
	波型	傅氏轉換	波型	傅氏轉換	波型	傅氏轉換
腎	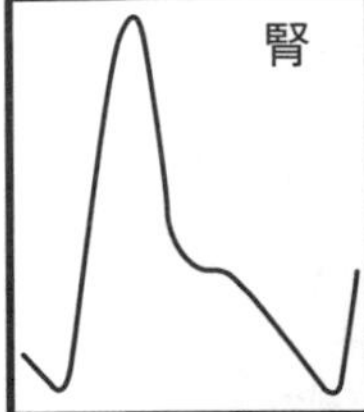		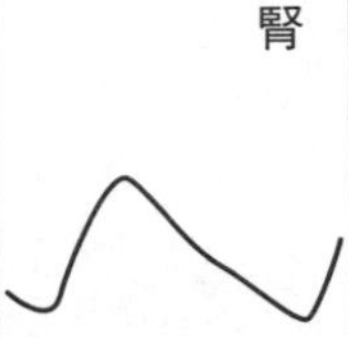		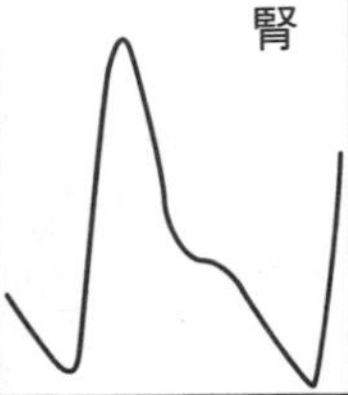	
0		100.0		100.0		100.0
1		82.0		84.9		81.7
2		55.0		31.0		53.5
3		22.6		9.8		23.1
4		10.9		3.3		10.8
5		6.5		1.7		6.6
6		3.7		1.3		3.9
7		1.5		0.7		1.8
8		1.3		0.7		1.3
9		0.9		0.6		1.1
10		0.6		0.9		0.5

	(D)		(E)		(F)	
	波型	傅氏轉換	波型	傅氏轉換	波型	傅氏轉換
脾	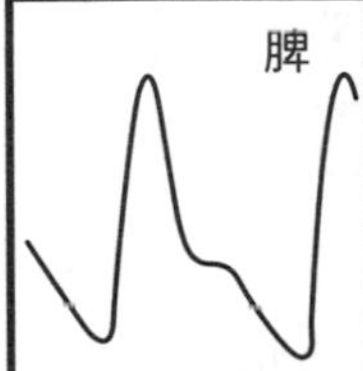		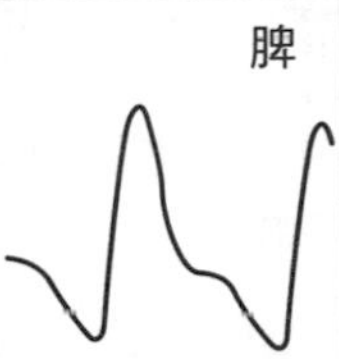		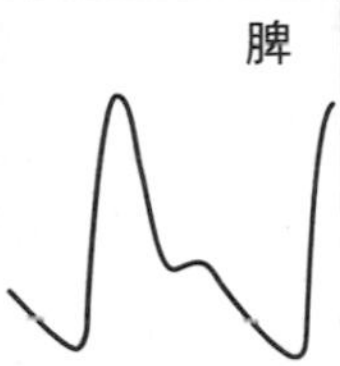	
0		100.0		100.0		100.0
1		89.3		86.6		88.6
2		58.9		57.7		59.1
3		24.4		18.6		24.3
4		7.5		6.1		7.7
5		7.3		4.7		7.7
6		5.7		3.1		5.8
7		2.2		1.2		2.2
8		2.1		0.8		2.2
9		1.9		0.8		1.9
10		0.9		0.5		0.5

圖三：血壓波形隨時間之轉變，右邊為正規化後傅氏轉換之數據。

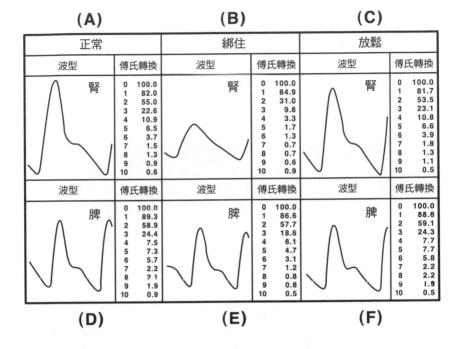

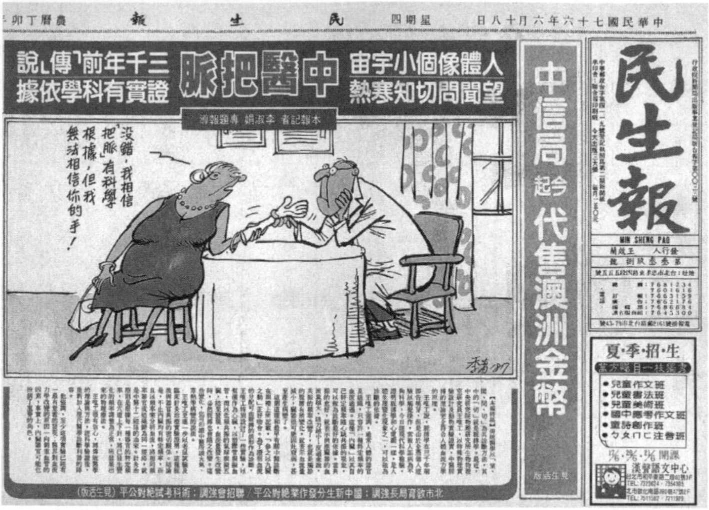
中華民國七十六年六月十八日 星期四 民生報 農曆丁卯年

民生報

MIN SHENG PAO

中醫把脈

人體像個小宇宙 望聞問切知寒熱

三千年前「傳」說 證實有科學依據

本報記者 李淑娟 專題報導

沒錯，我相信「把脈」有科學根據，但我無法相信你的手！

中信局 起今 代售澳洲金幣

夏・季・招・生

圖四：研究登上了《民生報》頭版頭條。

這個發現，讓我們非常興奮，在模擬實驗時，雖然發現，器官動脈被阻斷時，壓力波會改變，但是因為所選氣球只是隨意在玩具店中挑的，大小不一，形狀各異而已，其共振頻與生理學完全沒有關係。

可是老鼠實驗就不同了。這是活生生的動物，由懷孕到生長、成熟，都依據著生理的規則，依照發生學的規劃。而腎就是中醫的腎，脾（後來發現上腸繫膜動脈也在內）就是中醫的脾。於是我們就推論，每個臟器與一個諧波共振。

由五臟六腑的解剖結構，五臟是實心的，六腑是空心的，加上《內經》上說五臟屬陰、六腑屬陽。當時的推論，五臟應為低頻的，六腑應為高頻的。由阻斷腎動脈及阻斷脾及上腸繫膜動脈，我們發現腎二、脾三的共振頻，但是肝與肺呢？肝動脈的阻斷，也做了好幾次的實驗，但是都沒有明確的結果，有一些結果第一諧波上升，大多數結果第一諧波下降，但也有些完全沒有反應。又根據臟器的大小，以及《內經》的一些描述，於是將肝的共振頻，定為第一諧波。而肺的共振頻則是依據一些血液流體力學的測量，很多數據都證明，流到肺中去的血流，以第四諧波的阻抗為最小，阻抗最小表示是共振頻，而且一、二、三諧波皆已「名花有主」，所剩下的肺也就非四莫屬了。經過三年多的摸索，開始進到中醫理論的核心，也覺得愈有信心。在一九八七年的夏天，在臺北舉行的國際研討會上，發表了上述的結果，當時的《民生報》做了頭版頭條介紹。

可是世事難料，在一九九〇年，我所指導的研究生，在臺北榮民總醫院做實驗，在努力了大半年之後，卻不能重複我們做過的實驗，這件事真是晴天霹靂，讓我們百思不得其解。他使用當時最好的外科手術工具，手術過程又有外科醫師指導。不論麻醉、手術工具、手術程序，一切都是當時最好的，可是怎麼不能重現我們的實驗呢？

只好請他到我們簡陋的實驗室來，重複他在榮總做的實驗。我們在旁觀察。他帶來了全套家當：手術刀具、消毒工具、各種插管、縫線……就在我們眼前動手術。的確是乾淨俐落，榮總外科部的訓練果然不凡。先為老鼠尾動脈做動脈插管，打開背面，深入找到腎臟及腎動脈，將外科用縫合線小心地穿過腎動脈，以便用輕輕上提的法子，阻斷腎動脈的循環，來達到與模擬實驗相同的效果。在這些複雜過程中，幾乎沒流什麼血，真叫我們讚嘆。但是頭痛的時刻來臨了，這個穿過腎動脈的線往上一提，尾動脈所記錄的血壓波，竟然一點變動也沒有！

這下子可頭大了，是手術不好，所以產生副作用？是拉線太過頭，產生拉扯？失血太多，產生補償？

只好一項一項比對，一項一項檢查。真的找不出問題；可是我們的實驗也經過三個不同的人操作，也重複了十幾次，每次雖然變化的大小有些不同，但是腎與第二諧波有關，脾與第三諧波有關，這個特性卻是每次都能觀察得到。

問題在哪裡？這句話我問了千百次，一再重複回想整個實驗的過程。困惑了兩、三天，只有想到，榮總用的老鼠不一樣嗎？為什麼都不流血呢？果真是他們技術特好？但又好像不在技術上。

於是進一步追尋老鼠的特性，使用的工具，各項用品，包括棉花、紗布、縫線、生理鹽水、抗凝血劑……一直到最後清點到麻醉劑。這才恍然大悟！榮總用的麻醉劑是人開刀用的、最好的麻醉劑。同時有降低血壓、心跳而減少失血的好效果，可以大大減少手術的風險。而我們所使用的麻醉劑卻是最原始的，目前大都在動物身上使用。其實選用這類藥物也是有意的，因為此麻醉劑對循環系統的干擾最小，心跳、血壓都不會改變。在這個狀態下，才能真正接近使用管子與氣球所做的模擬實驗。

因為器官、血管與彈性氣球或皮球一樣，如果氣球、皮球的氣洩了，就會失去彈性，也就失去了共振特性。如果血壓降了很多，就像洩了氣的氣球皮球，失去了彈性，也就失去了共振特性。

於是換用麻醉劑，這下手術就有些小出血了，而當穿過腎動脈的繩子再度拉起，預期已久的結果再度發生了。尾動脈插管量得的波形，如我們簡陋的實驗室所得的波形，一模一樣。

後來由這類動物實驗，進一步發現，愈健康的老鼠，毛色美麗，眼睛明亮，活潑好動，則阻斷相關動脈後所產生的變化愈大（特性一樣，但量較大）。由此可知，愈健康的個體，共振特性愈明顯，這恐怕也是氣功類的運動特別對健康有幫助的原因吧！

其實，不僅是當健康流失時，共振的特性會逐漸消失。開刀時，如果不小心翻動了老鼠的腸子，這些共振特性也會降低，甚至消失。如果由腹部開刀去找腎臟及腎動脈，因而翻動了小腸、大腸，就常常做不出共振的實驗。這現象在人的腹部開刀後也常發生，於手術之後，要能放屁了，表示腸子蠕動正常，這也就是共振回來了，供血正常了。近年來，太多侵入性的研究，開腸剖肚找到整條主動脈來做量測，此時共振早已破壞殆盡，也難怪共振現象不能被早些發現！

由氣看藥性

由氣與共振的角度來看中醫，的確為我們找到了「中醫理論」的特色，這裡西方醫學、生理學好像沒有走對路，而誤入了血流研究的迷宮之中，走不出來。但是這個「中醫理論」的特色，果真可以為中藥做一個有效的定義嗎？

隨意選一本《實用中藥手冊》（孔增科編著，天津科學技術出版社，一九九〇年，頁八十），打開一頁，看到黃芩。

黃芩

<table>
<tr><td colspan="2">為唇形科植物黃芩（Scutellaria beicalensis Georgi）的根。始載於《神農本草經》，列為中品。

條長，質堅實，色黃，產於河北承德者質優。</td></tr>
<tr><td>藥物名稱</td><td>〔正名來源〕
本品表面棕黃色，老根中心呈朽木狀黃黑色，古為黔，黔也作芩，故名。

〔學名〕
Radix Scutellariae。

〔別名〕
枯芩、條芩、黃金茶根、經芩、宿芩、淡黃芩。

〔處方用名〕
酒黃芩、黃芩、子芩、淡芩、炒黃芩、黃芩炭。

〔偏名〕
腐腸——老根內部易腐爛，中空，有如腹中皆爛，故名。
妒婦——老根外黃裡黑，以妒婦心暗比之，故名。
子芩——黃芩之新根，內部充實，故名。</td></tr>
</table>

化學成分	含黃芩、黃芩素、漢黃芩素和黃芩新素。
藥理作用	有抗菌、抗癌、抗炎、降壓、解熱、鎮驚、利尿、利膽和解除平滑肌痙攣的作用。
性味與歸經	苦、寒。歸肺、膽、脾、小腸、大腸經。
功效與應用	**〔效用〕** 有清熱燥溼、瀉火解毒、止血、安胎的功能。用於肺熱咳嗽、血熱妄行、溼熱下痢、胎動不安，有良好療效。常用治療小兒急性呼吸道感染、傳染性肝炎、慢性氣管炎、急性菌痢、腎炎等。 黃芩：生用清熱瀉火功大。用於肺熱咳嗽，目赤腫痛，癰疽疔瘡。 酒炒黃芩：可助藥力上行，以清除上焦積熱。用於肺經溼熱，咯吐黃痰，頭痛。 黃芩炭：既可清熱，又可止血。用於痢下膿血。 **〔用法與用量〕** 內服：三至九克。外用：煎水洗或研末敷。

〔配伍〕

配柴胡：清熱退寒，解氣分熱結，治寒熱相搏，鬱悶疼痛。

配芍藥：清熱斂陰緩急，解血分熱結，治痢疾發熱，裡急後重。

配黃連：清熱燥溼解毒，治溼熱阻中，高燒煩躁，肺燥咳嗽。

山茱萸、龍骨為使。惡蔥實。畏丹砂、牡丹、藜蘆。

〔代表方劑與製劑〕

①葛根芩連湯：黃芩六克、葛根六克、黃連六克，水煎服。用於肺虛有熱，咳嗽不止。

②黃芩湯：黃芩十克、芍藥六克、大棗二枚，水煎服。用於太陽與少陽合病，自下利者。

③黃芩散：黃芩為末，每服十克，連渣煎服。用於心臟積熱所致吐血，衄血或發或止。

這裡最有中醫理論特色的有四項：

一、性味與歸經：苦、寒。歸肺、膽、脾、小腸、大腸經。

二、功效及應用：有清熱燥溼……

三、配伍。

四、代表方劑。

而有西醫特色的為：

五、化學成分。

六、藥理作用。

如果要找中醫理論之特色，就該用一、二、三、四項減去五、六後所剩下的內容，尤其是一、二兩項與第六項來當作探索的重點。

先由功效與應用來看，也就是中醫理論常說的「用」。「清熱燥溼」、「瀉火解毒」用於肺熱咳嗽，溼熱下痢，常用治療小兒急性呼吸道感染、慢性氣管炎、急性菌痢、腎炎等。這些功效可由第六項藥理作用中的抗菌、抗炎來了解，因為有殺菌的藥效，所以可以消炎、清熱、解毒。這與西藥抗菌藥或抗生素是相同的藥效，是西醫容易了解的。而止血、安胎、治療血熱妄行等功能，也可與降壓、鎮驚、解除平滑肌痙攣的作用做些連結。

吃了此藥後，會經過消化道，最後排出體外，所以對急性菌痢、溼熱下痢有療效。而排出體外之途徑，也可經由腎而尿出去。所以可以治腎炎，也都不難理解。

這個功效與應用（第二項）與藥理作用（第六項），不能用西醫的理論來解釋，而必須用中醫理論來解釋的是：為什麼「肺熱咳嗽」、「呼吸道感染」或「氣管炎」也是主要功效？為什麼是肺及呼吸道呢？而不是口腔、肌肉、骨頭、脾……其他的器官或組織呢？

這裡就要就教於第一項——性味與歸經了。黃芩：苦寒，歸肺膽……黃芩的主要歸經是肺。

由此來看，性味與歸經，尤其是歸經，才能解釋為什麼黃芩主治「肺熱咳嗽」及「氣管感染」。

由這一味藥的仔細分析，我們已能看出中醫理論的特色了。你只要拿任何另一味藥，同樣的做功效及應用，與西醫藥理作用做相關性的分析，你將一而再、再而三地發現，「原來中醫理論的特色是躲藏在性味及歸經之中」。其實這個祕密，《神農本草經》在兩千六百年前就已經告訴我們。

而由血液流體力學幾十年來的研究，同樣發現，氣與經絡是中醫理論的特色。與由藥性、藥理來分析中藥：依據中醫理論指導的天然藥物，最後得到相當一致的結果。

黃芩是性味與用都有的藥物。性味與歸經是：苦寒，歸肺……而用則主要為殺菌、清火、消炎。以用來說，殺菌、清火、消炎，是與西藥消炎藥、抗生素一樣的，但是其性味與歸經又是什麼意思呢？

歸經的研究

由這個分析可知：要知道中醫理論的特色，要由性味與歸經去找，這類的研究我們做了五年多。以老鼠為主，也觀察了一些人吃藥後，脈的反應。

中藥中補脾的藥最多。我們用老鼠測試了十餘種，這些藥物的共同特性為老鼠餵食後，第三諧波的能量，都比餵食前提高。也證明了，這些歸脾經的藥物的確都有補脾的效果，也就增加第三諧波的能量，因而增加進入脾及脾經的血液供應。

雖然這些藥物都增加第三諧波的能量，但是對第四諧波、第五諧波或第六諧波的能量之增減並不一樣。所以這些入脾經的藥物並不是相等的。除了補脾的功能相同之外，對其他經絡仍有不同的功能，所以藥物常常不只歸一經而已。而且也不是因為溫性，而對脾肺胃膽都是同樣的補，有些補脾瀉胃，有些補脾瀉膽，也就對脾是溫藥，但對胃或膽卻是涼藥。

當把同樣的藥給人吃的時候，結果大同小異，也都是第三諧波能量於服用後增加。但是經常跟隨著的是第六諧波也增加，第九諧波也增加。老鼠的脈波，到了第七諧波就很小了。第八諧波及第九諧波幾乎量不到，我們也曾因此推論老鼠只有七個經絡，沒有大腸經、三焦經。第九諧波是全身的共振頻，可能是人以兩腳站立之後才發生的，因為三焦經對應的器官是全身的腠理，人類可能是有了這個全身的防護網，也就是所謂的衛氣，才脫去了毛，而變成沒有毛的

「猿猴」了。也因為以兩腳站立，而非四腳定在地上，身體因為固定點少了，而容易產生共振，才有這個全身的共振頻。

練氣功時，要兩腳平開與肩同寬，可能就是誘發這個全身共振能量的最佳姿勢。

中醫學者經常認為，中醫是大量人體實驗之結果，所以臨床特別重要，不能像西醫一樣用動物實驗來研究。前面所說的這個歸經研究，其實是部分地證明了一些中醫學者的看法。老鼠在高頻諧波對中藥的反應上，的確與人差了很多，老鼠沒有第八諧波大腸經，也沒有第九諧波三焦經。如要研究頭痛藥或是腦中風的藥，老鼠的數據恐怕不能全體適用，但是如果只是五臟的歸經或療效，老鼠的實驗還是有很高的參考價值。畢竟老鼠已有了七個經絡。這七個經絡的歸經，還是可以先用大量的老鼠作為先鋒。先了解一下大略情況，甚至毒性、副作用。都安全了，再以少量人體實驗來做些小修正，這恐怕才是安全、經濟又有效的研究方法。

當用中藥──中醫理論指導之下的天然藥物當作研究對象，就發現了《神農本草經》提出的性味及歸經，就是指導這些藥物使用的理論，而這些理論是西藥所沒有的，也不能經由西藥藥理研究、成分分析等手段來推論其藥效。

下一個問題是，這個歸經是如何產生的？到目前的研究，我們所能回答的是──氣與經絡。因為不論是由血液循環理論或中藥之藥理分析，都得到一致的結論，就是氣與經絡是中醫及中藥一以貫之的特異點，也是今後研究中醫、中藥最特殊、最有效的著力點。到目前為止，我們對歸經的了解只能證明歸經是存在的，這個歸經由於氣的推動血液而在經絡表現。所謂入經的藥在進入身體後，改變血循環系統內各諧波的能量分配，如為入肺經又是溫或熱的藥，就是增加第四諧波在血壓脈波中的能量。因而可以增加流到肺中去的血液，進而增加對肺的補給，提供更多的營養及氧氣，同時排除廢料，讓肺更健康、更強壯。這個增加補給、清運廢料的工作，是由送來的血液完成的，所以如果血液中多了更多肺需要的養分（可由其他藥物提供），那麼對肺就更補了。

這個歸經的現象是通過「氣」來完成的，也就是經過調整心血管整個系統來達成的。至於是哪一個成分？如何作用的？作用在哪裡？等等進一步的問題，對黃芩而言，我們仍是一無所知。對於這個歸經的了解，我們至今只做了現象學上的研究，已確定其存在。如果要重複驗證其存在，一定要用整隻動物。不能用離體心臟來研究是否補心；離體腸子來研究是否補腸；離體肺來研究是否補肺……一定要用整隻動物或整個人，在沒有麻醉或以沒有干擾循環系統的藥麻醉、也未服用其他藥物，不受非生理性的環境狀況，如太熱、太冷、太吵、太溼或五花大綁等因素干擾之下，就可以迅速地重複各藥物的性味及歸經。

其實這個現象學上的成果，也可以反過來應用，以作為中藥材的檢定。所有的中藥材都可以經由動物實驗，按照其性味，歸經特性，不僅辨別真偽，也能分辨其品質的良莠。這恐怕也是中藥研究上非常重要的工作。

最近我們在高血壓使用的西藥上，也發現歸經的現象，這是非常有趣的。這些藥物已是純成分，但是也入肺經，而且是溫性。經由此例可以推論：「歸經可以是廣泛的藥物作用」，並不限於中藥。這個歸經的研究，不僅可以解開中藥五千年來的絕世祕辛，更可能成為開發新藥的新方向及指南針。

由以上對單味藥的了解，已知道性味及歸經是中藥之特色，其實也就是中醫常說的性。而西藥研究方法可以了解的，都可經由藥理作用或是中醫常說的用來分析。中醫的大師們認為西藥多為單一用處，因為以用為其功效，所以西醫重藥輕方。很少有複方或幾味藥同時服用以求相互支援的效果。而中醫重方輕藥，每個方子有一定的功效，但此功效不是由一味藥或兩味藥來達成。要利用配伍的結構，落實治法，為治法服務。而相同的藥，在不同的配伍環境，就能發揮不同的功效，為不同的治法服務。

這個論點，中醫在養成教育就一再耳提面命，而西醫則認為不可思議。

方劑之結構

方劑之組成，老師們一再強調配伍的結構，也就是君、臣、佐、使。

《內經》中只提出了極少數的藥方，但是卻提示了處方的結構，《素問》卷二十二至真大要論：「歧伯曰：有毒無毒所治為主，適大小為制也。帝曰：請言其制。歧伯曰：君一臣三制之小也，君一臣三，佐五制之中也，君一臣三，佐九制之大也。帝曰：善方制君臣何謂也？歧伯曰：主病之謂君，佐君為之臣，應臣之謂使，非上、下三品之謂也。」這裡《內經》提出兩個概念，一個是用藥不論上、中、下品，是否有毒，重點是治病，而配伍之大小也要視需要。但是其配伍的結構、優先順序要非常明確。先對疾病的主因去矯正。如果一味藥之矯正不能完全，就用臣藥來幫忙，把不及之處及副作用補救起來。如果仍不能完全治療，就再加佐藥，臣與佐都是輔佐君的。而使藥是依據臣藥之需要來設定的，是為了補足或矯正臣藥加入之後，仍有不足之處或產生之偏性。由《內經》的文句來看，佐與使是平等的，都是輔佐臣藥仍有不足之處。只是佐藥是以君藥為主考量，是針對君藥不足之處或毒性的化解。而使藥則是針對臣藥所產生的額外的不需要的效果，或不需要的治療（例如病情已有出入，不能通病通用）等等，做進一步的調整。同一種病，如果君藥大方向是正確的，就可以在佐、使藥上做調整，以適合千變萬化的病情表現。目前大家常用的加減味的想法，就是依照這個《內經》的指導。一個四君子湯，是原方，而君臣為人參、白朮、茯苓、炙甘草四味，原則上是不變動了。而加了佐藥陳皮、半夏，成為六君子湯；其他如香砂六君子、六神散等，皆因病情病機之不同，而加佐使之藥。在方劑學書中，常有隨症加減用藥，也是指導了佐使藥的使用規則。其實這些佐使藥，在許多方中，可能是君藥，可能是臣藥。只是在君臣藥幾已固定的成方中，以隨症加減來做治療方向的小調整。

在使藥上，張元素曾提出「引經報使」的看法，這個引經報使也為近代中醫大德們讚賞，認為是「西醫不解」。也正因為西醫不解，才能成為中醫理論的特色，也成為未來中醫發展的大方向——經絡及歸經。

引經報使，只是信差的角色。但是將藥或氣血引導到需要的地方，卻比信差的任務大多了。以治理國家來做比方，將預算做分配，可是國家最大的事，不僅由行政首長負責提出，還要經過最高民意機構通過，審計單位來監督其執行，最終民意機關還要考核其績效。

可見分配預算可是一等一的大事，如果只是告知預算要撥給你了，這才是引經報使。如果是主導分配預算，那可是行政首長，相當於古時君主（至少也是強而有力的宰相）的工作，又怎能以通報者視之。而分配血液對於身體，就像分配預算對國家一樣重要。

由經絡與歸經的角度來看，經絡的生成是為了分配血液的方便性及有效性，在《氣的樂章》、《氣血的旋律》兩書中，就一而再、再而三地分析，這個按照脈波各頻率中的能量多少，來決定送多少血到身體的哪一個區域或組織去的藍圖。由這個藍圖，不論心臟改變跳動的方式、用力的先後、區域組織改變自己的微循環阻力，或中途血管改變其彈性或柔軟度……都可以在沒有動脈閘門，也沒有身體中組織分隔的狀況，以精密的計算，精確的調整，控制送血到各區域或組織的數量，以達到使用者有其血，而血中又有所有的養分氧氣，以維持我們快樂的活著。

這個高效率的循環控制系統有些像交流電的智慧配電網，但又比配電網更為精巧、更有智慧也更為有效。

平人，也就是《內經》中所稱的正常、沒有生病的人，這個系統工作順暢沒有障礙，但是一旦受了外邪，風、寒、暑、溼、燥、火等六淫侵襲，或是自己亂吃東西、生活沒有秩序或受外傷等等，內外因或不內不外因。總是對原來操作順利、平靜無礙的送血系統造成干擾。這個系統是非常精確又經過了千萬年來的演化，在適者生存的競爭下，不停做修正改進，當然是相當能夠適應這些病因的干擾。

但是在我們共同生存的環境中，還有病毒、細菌等病原，它們也是經過同樣的演化過程，甚至比人類存在得更久，競爭更激烈。它們隨時都在虎視眈眈，等著機會來吃這一塊它們眼中的肥肉。

而中醫所觀察的病因，主要是身體本身的防衛系統在什麼狀況下會產生漏洞，而讓這些外邪趁虛而入。侵入後，又造成那些傷害？

這麼精密的血液分配系統怎會產生漏洞呢？這個漏洞要怎麼偵察？怎麼補救呢？只要認真地思考這些問題，就是學問。學問：要學首先要會問，《內經》不也是以問答方式成書。我們也學著點，如果畫不出老虎，能像隻犬也就很好了，總算還是個大型哺乳類動物嘛！

身體之防禦是如何出錯的？

先討論這個智慧網是如何出漏洞的？這些外邪，不論是造成體表、口鼻、呼吸道的失溫或失水，必定影響這些部位的血液分配，造成防守上的空虛。但是更嚴重的還是身體本身的老化！生、老、病、死是所有生命的必經週期。佛祖這位大智者最後遺言就是：「生者必滅……」人類的細胞都只能有限次的分裂，由這個分裂次數來推論，一百二十歲大約是我們壽命的極限了。我們活著時，器官組織不斷更新，細胞不斷分裂來補充退化、受傷的細胞。但是全身是這麼龐大的有機組合體，總有些器官強些，有些器官弱些，其實這種器官有強弱之分，在出生成長時就已經形成。

中醫及中國的相人術都把人分成五型，金、木、水、火、土。相術分析各型人的人格特質，而醫學則分析先天體質之強弱。金形之人，肺較弱；木形之人，肝較弱；水形之人，腎較弱；火形之人，心較弱；土形之人，脾較弱，這個先天的體質不僅影響你的人格特質（五臟藏其神），也影響了血液分配上先天性強弱之處。因此，常常影響了我們本身自然衰老的過程，也因為這個天生的弱點，而成為外邪攻入身體的突破點。

全身的生理系統，最核心的是心肺系統。心臟一停，不要幾分鐘，就掛了。下來是肺，氧氣不能交換，也是幾分鐘就致命的。如果按照功能失去後會死之時間的短長來區別，下一個重要的是腎，再下來是肝，最後是脾和胃，而心肺衰竭多是致死的近因。

所以這個智慧網在生理上也有其優先順序。一個是先天的五臟強弱，一個是程序上必須維持生命的先後次序。而病原則是促成進一步健康惡化的誘因，病原多從口、鼻、皮膚進入，下一步躲入咽喉、氣管、支氣管。

《內經》非常重視氣道，不論外邪入侵或長駐，以及失眠等等，都認為氣道澀滯（阻礙）是健康惡化的主因，也是人自然衰老以致最後死亡的起始點。而細菌躲在氣道中長駐，並不必引起急病，只在抵抗力低（衛氣不足）時，才出來造反。氣道中因為氧氣很多，喜氧性細菌最愛長駐，進而造成呼吸系統之慢性退化衰竭。

這個智慧網的漏洞至少有上述三個主因。如果是外傷或傷食或有毒食物，一些不在智慧網常態規劃之中，是我們自己找來的傷害，就需另章討論了。《內經》卷二十三〈徵四失論篇〉：「診病不問其始，憂患飲食之失節、起居之過度，或傷於毒，不先言此，卒持寸口，何病能中。」

不論這三個原因的哪一個，智慧網一旦發覺，某一個部位衰竭了，其反應就是要增加供血。這與政府分配預算的道理是一樣的，如果國防不行了，增加國防經費；教育不行了，增加教育經費。好在這個智慧網沒學會貪汙，所以沒有更換國防部長或教育部長的需要。

這個漏洞要怎麼偵測呢？

身體是如何知道有漏洞的，我們不知道，但是要診斷這個漏洞，可以依靠切脈。

不論是因為什麼原因，一個器官或經絡衰弱了，身體一定依靠心臟調整輸出，或血管改變柔軟度，或器官調整微循環等手段。這裡就看得出膀胱經的重要了，因為主要內臟微循環的調整，多依靠膀胱經供血的交感及副交感神經節就近管制，如果膀胱經供血失調，則不只各內臟，連心臟本身的供血也會失控。

所以在重大疾病時，身體一定力守中焦膀胱經。

經過智慧網的調整補救之後，如果仍沒有改善，那就表示已經超過了這個智慧網自救的能力了！在這個自救的過程中，如果以脈診來診斷，會看到什麼脈象呢？以下做個簡要的分析。

一、調整微循環，將開口大開，脈象會在對應的頻率（經絡）看到風，也就是對應諧波的振幅不穩。所以說風為百病之長，也是百病之始。這個風的現象是一直在進行，由高頻向低頻發展，而病就愈來愈重。

二、因應增加心臟輸出，增大相對應頻率之振幅。所以脈象會看到相對應頻率的振幅變大，這現象在發炎或上火時最常被看到。以增多提供血液來救火或補償，這現象常常與風同時存在，也可以發生在不同頻率或好幾個頻率。

三、如果經過第一、第二雙重手段的調整及補救後，仍不能補償回到平脈，那麼器官或組織就會進一步惡化，逐漸失去共振之性質，不僅造成振幅拉不起來（虛），久而久之，其組織發生病變，因而不僅其脈診所對應諧波之振幅變小，其對應諧波之相位（Phase，相當於共振頻率）也跟著改變了。這階段，會有更多其他經絡進入風、火，或虛，而且逐漸擴大影響的經絡數量。愈往低頻，病愈沉重。

這就是病況已經進入血分了，因為組織也跟著發生病變了，已不再是單純的供血失調了。大約在這個階段或者更惡化一點，西醫目前的診斷可由器官的變形、器官的變硬，或者是細胞急速死亡，而將細胞的內容物釋放到血液中去。就可由超音波、核磁共振……或血液檢查等來診斷了。

這個漏洞要怎麼補救呢？

在前述的三個階段，只有到了第三階段的後期，西醫才能夠精確的診斷，也已開發了許多補救，也就是治療的方法。這是大家經常接受的治法，不在此討論了。

而在第一、第二階段，中醫的切脈已經可以偵側。即使是先天的金、木、水、火、土形之人，其先天體質之特性，也可經由切脈加以區別，大都可與其體型特性相對應。

在《內經》的指導中一再提示，上工治未病。但是如何定義未病？

如果以人的自覺症狀為標準，那麼第三階段的初期，大都仍可視為未病，但此時由切脈來偵察，已可明確看到血分的病了。可是因為器官功能尚未嚴重損壞，病人仍然自我感覺良好，並沒有顯著的出血、大小便異常、身體疲勞、發燒、發冷等等，可以自己感覺到的異常生理現象。

如果愈早知道已有問題，要恢復也就愈容易。因為「迷途之未遠」，很容易矯正回來。中醫的先知先覺，有時反而造成困擾。一則病人覺得自己並無大病，怎麼做些運動，這裡拍拍，那裡捏捏、拉拉筋，再拿針刺兩下，就說病已矯正大半，剩下的只要多運動、注意飲食，應會自然好起來，甚至連藥也不給。二則江湖郎中充斥，不求進步，不做研發，只靠一張油滑的嘴、幾個祕方吃遍天下。病好了，自我居功；沒有改善，則是病人沒按囑咐，「不能吃麵食」、「不能喝牛奶」、「不能吃水果」……如果病人服藥期間嘗了半口麵包或是吃了半個蘋果，那麼沒有好轉，就只能怪自己，還要被醫生罵！

前者是「善戰者無赫赫之功」，後者則是「自吹自擂招搖過市」。但是都是中醫，前者是中醫之好，後者為中醫之惡。而一般百姓如何分辨？

我們特別提出這個現象，就是要突出中醫發展的另一個困境。中醫之治療應在第一階段、第二階段為之，最為有效。而到了第三階段以後，已有明顯器官或組織病變，西醫已能精確掌握，而病人也多有自覺症狀。西醫有確切診斷，就能正確治療，而且正確的掌握病情的進展。病人好些了、惡化了，都有明確的檢查作為證明。所以病人不但可以有客觀的數據、影像，由電腦直接印出結果來印證。而且這些客觀數據是放諸天下皆準的，拿到哪一個醫院都是一樣的說法，相同的證斷。可是在第一、第二階段中醫治好病了、還是沒治好？西醫認為根本沒生病，而中醫又拿不出客觀標準，或是證據，一切都是大夫說了算，怎生是好？

那麼不禁要問，古時候的中醫是怎麼治病的，百姓又如何分辨良莠呢？古時候的醫生，都是家庭醫生。平時醫生就像家人一樣，都是好朋友，就是日常的健康顧問。最好的醫生是不容你真的生病的，所以一年無病，一家安好，那這個醫藥費就得給最多。上工治未病，這個作法，也許可以對現代的大眾健康保險提供一些啟發。可是一旦有流行病，這個作法就不靈了。但此時是否治得好病，也就很容易分辨了。

《內經》在治療的各種方法中，特別強調物理治療，尤其喜歡用刺法來治。以整卷而論，就有《素問》十四卷、十八卷，《靈樞》第一卷。還有十餘篇散居各卷之中，而其治法中幾乎皆提到「刺」及鍼，還有燔鍼（火針）、焠鍼（燒針）、藥熨。與今日之灸相似。

《內經》卷十三《病能論》中：「帝曰：善有病頸癰者，或石治之、或鍼灸治之而皆已，其真安在？」「帝曰：治之奈何？歧伯曰：奪其食即已夫，食入於陰、長氣於陽，故奪其食即已。」「帝曰：治之奈何？歧伯曰：以澤瀉、朮各十分，麋銜五分，合以三指撮為後飯。」指出禁食、藥皆可治病，其他如吹耳、飲酒也都可治病。而《素問》卷十七〈調經論篇〉：「歧伯曰：按摩勿釋，著鍼勿斥，移氣於不足，神氣乃得復。」「歧伯曰：按摩勿釋，出鍼視之，曰我將深之，適人必革，精氣自伏。」也提出了按摩。在《異法方宜論》中除了上述各種治法，還提到「其治宜導引，按蹻」。

扁鵲有言：「疾在腠理，熨炳之所及。在血脈者，鍼石之所及。其在腸胃，酒醪之所及。」是鍼、灸、藥三者得兼（石為砭石，有按摩兼刮痧之功效）。

到了《內經》更推而廣之，有了更多的物理治療，扁鵲之言，提出了病之深淺，而有不同的治法。但是內病可以外治，在經絡理論發展完備後，我們也了解許多內臟疾病仍可以由外治奏效（請參看《氣血的旋律》一書）。

物理治療有什麼好處？

第一，阿是穴[註2]的指引：由痠、痛、麻、脹等感覺發生的部位或穴道，就很容易找到循環不良好的部位，不需要艱深的望、聞、問、切。

第二，療效可以很好，而且不具侵入性：心臟的輸出，只有一．五瓦左右。而以手拍打、按摩，很容易產生十瓦、二十瓦以上的功率，比心臟高多了。但這個由外力來推動血液仍有其危險，也可能沒有效用，其重點是與心臟輸出是

註

2　阿是穴，為針灸之專有名詞，當大夫按壓到病人的某特殊點，病人因有感應而說「阿……是」而得名。

否能相輔相成。針刺之手法有迎、隨、補、瀉，就是描述這個外力如何與心臟輸出相結合的邏輯，如果能夠與心跳同步、相隨，就能補。如果迎向心跳送來血液壓力波，阻撓壓力波之前進，就會產生瀉的作用。所以簡單地說，外力與心臟同步而互相加強是補，而外力與心臟互相剋制，就是瀉。這個在氣功相關的運動、或拍打、或按摩，也都一體適用。老子在指導修練身體時，第一個心法就是「靜聽心音」，能感知自己的心跳，就能與之同步，而達到最高的物理治療效果。

第三，效果最集中：人的身體分上部（焦）、中部、下部，又分十一經絡，在治療時，如能確知是上、中、下部之某經，而將治療之火力集中，就能達到事半功倍之效。此點在後面方劑組成時，會再詳細說明，這裡先做一點提示。如果是中焦胃經有病，而且已經明確診斷了，那麼用方劑（藥）來治療，只能將藥力集中到左右兩側的中焦胃經。但是如果診斷更能分辨是左邊的中焦胃經，或是右邊的中焦胃經，以物理治療方式，就可以再加強兩倍的集中度，而只治療發生在一側的病變。當然還要用對的方法及手法就有神效。

方劑是什麼？

依照中醫教材的定義：方劑是在辨證立法基礎上，按組方之結構，選擇適當藥物給予一定劑量和劑型而組成。（方劑之內容取材自朱玉祥編《中醫處方指南》，金盾出版社，一九八八年。）

處方是中醫臨症的最後階段。其實處方也不必只有方劑，如前所述，物理治療也是處方之一種。而方劑是由單味藥物的性能及功效，還要掌握單味藥相互之間的配伍關係，不論相輔、相需、相反、相制，都要七情和合，來發揮其應用功能。而前面所談過的八法，也是方劑組成的基本治法，就是汗、和、下、消、吐、清、溫、補，而其結構為君臣佐使。

有些方子的功效，以現代藥理是很容易了解的。例如瀉下的，大承氣湯及類方，主要的藥物是大黃、芒硝，都是瀉藥，西醫的藥理也證明是瀉藥，吃了就拉，是很容易理解的。如果要拉得輕一點，就用小承氣湯，把大瀉的芒硝減掉。其他加減方三一承氣湯等各種承氣湯也不難理解，只要把大黃及芒硝這兩味瀉藥不全拿掉，其瀉下之功能仍是主要（君）。例加另一方劑，麻子仁丸，把芒硝換成麻子仁，而大黃之相對用量也減少，因而麻子仁成了君藥，就成了潤腸通便，而不是急瀉之劑了。而到了濟川煎也是一樣潤腸通便，但是大黃、芒硝都沒有了，麻子仁這味瀉劑也拿掉了，君藥成為肉蓯蓉。加上當歸、牛膝，一味瀉藥也沒有，又怎麼利便呢？由大承氣湯慢慢演變到濟川煎，也就見證中醫的進步與中藥的特色。我們一再強調，要了解中醫，就要去找西醫不能理解的部分，也就是現代西方藥理不能解釋的部分。當然另一組瀉藥是甘遂、大戟、芫花所組成的十棗湯、舟車丸一類的方劑，這又能以現代藥理解釋。這三味藥雖是逐水之藥，是由腸道直接將水以瀉的方式逐出來，而不是經由小便，這也是可以理解的。

如果去藥理書查肉蓯蓉就會發現，甘鹹溫歸腎大腸經。當歸：甘、辛、溫，歸肝心脾經，主要功能補血、活血。而兩者都有潤腸通便之功效。牛膝：苦、酸、平，歸肝腎經。另外加少量的升麻、枳殼，幾乎全是補藥，而澤瀉也是利尿的。所以這不是用拉肚子、瀉水的方式來通大便，而是以補腎、潤腸，也就是增加腸液來讓大便變軟，而使腸道變滑。就像一般由肛門注入的通便藥一樣，只是這個通便藥，不是直接由體外把甘油等潤滑劑注入（灌）直腸或大腸，以將大便排出。而是利用腸道本身分泌更多腸液，天然的潤滑劑以將宿便排出。而承氣湯及此類方，都加了厚朴、枳實或甘草，以健脾和中的方式，促使腸道活動來增加排便的力量。

所以中藥之瀉下劑與西藥的瀉劑有部分是相通的，有部分是不同的，不同的部分是中醫方劑可以補的方式以增加腸道之天然功能，以達到原本就有的排便功能。在去邪（瀉藥）的角度，中西醫是一致的，但在扶正的角度，就只有中醫才有。而且到了濟川煎，幾乎全靠扶正之藥，就達到通便的目的，完全沒有瀉下藥了，這就是中醫的特色！濟川煎是在金元四大家之後才提出的方劑。由張仲景的瀉下為主，以扶正為輔，到張景岳完全以扶正的方式來瀉下。其中經過了宋朝開始注重補中。在《太平惠民和劑局方》中有參苓白朮散、四物湯、四君子湯、人參養營湯等等這類補劑。而《濟生方》一書中有歸脾湯、濟生腎氣丸、十補丸等等補劑，所以到了金元四大家，就提出脾胃論和養陰派的補脾及補腎的許多藥方。直到今天，這些藥方或其加減藥味後的加減方，仍為最流行的中藥方劑。

金元之後的發展最重要的是溫病，而代表性的人物葉天士、吳鞠通等人集其大成。

溫病的方劑

在溫病發生初期，如果沿用《傷寒論》的方子治病，因為發汗傷津，反而加速病情惡化。在大量臨床嘗試，也死了不少病人，首先發現有效的方子是白虎湯，而且要加重石膏的用量。石膏的成分是含水硫酸鈣！這個成分是不會被腸胃吸收的，可是其性味卻是：甘、辛，大寒，歸肺胃經。不被身體吸收又如何歸經？分析至此，非常納悶。為什麼石膏可以治腸胃的流行傳染病？思索很久才想到，測試西醫用來治療胃酸過多及胃潰瘍的胃乳片，是鋁鹽，不會被腸胃吸收。西醫之藥理，認理是形成黏膜保護胃壁，可是由脈診來看，有強烈的降胃火的脈象，對肺也有補。

其實石膏的功效也可以用相同的藥理。這些傳染病，病原多為細菌，一進入胃腸內，就會侵入黏膜，刺激胃腸大量分泌胃液、腸液，不僅造成感染性的發燒，更產生嚴重腹瀉。這兩件反應都會加速津液的流失，使人快速脫水而死。如果把胃腸液分泌過多，看成是胃酸過多，那麼石膏這味藥，可以與胃乳片一樣，有保護胃黏膜、減少胃液分泌的功效。而且又能隔絕細菌與胃黏膜接觸，抑制細菌的生長。而胃不受細菌刺激而大量分泌胃酸，血液就不必大量輸送到胃去，補充其流失。就胃而言，就是瀉了胃火。因為抑制了胃腸液的流失，血流回歸中焦，入肺經，故可緩和肺經之燥，而減少胃液，隔離細菌與胃腸。石膏本身沒有任何營養成分，而且影響滲透壓之平衡，細菌覺得不舒服，生存不易，於是順著大便溜走了。

而另一味藥滑石，也有異曲同工之妙。滑石是含水矽酸鎂和氧化鋁，性味：甘、淡、寒，歸膀胱經，肺胃經，功效是利尿通淋，外治溼疹痱子。在治療時，如甘露消毒丹就指定要飛滑石，也就是非常細的滑石粉，輕輕一吹就能飛起來。此時滑石粉已成為現在流行的奈米微粒，可以被腸胃吸收，也可順著腸胃道而下，所以可以協助治療腸胃病。而泌尿系統感染，如八正散、六一散、三仁湯也是有用的，因為奈米微粒可以經腸胃吸收，進入血液後，再由小便排出，就可在腎臟、膀胱或尿路上加一層保護膜，而發揮功效。

溫病治療的發展有兩個思路，一個是保持津液，最簡單易懂的就是增液湯，元參、麥冬、生地，方如其名，增液潤燥，也利大使。而麥門冬湯原為經方，麥冬、半夏、人參、甘草等，也將人參改為西洋參，以保護津液。其他如益胃湯、加減復脈湯、冬地三黃湯等，也都重用麥冬、生地。第二個思路是抗菌，也就是消炎藥；其中五味消毒飲以五種抗菌藥，而黃連解毒湯以四種抗菌藥組成。所用之金銀花、野菊花、蒲公英、紫花地丁、紫背天葵、黃連、黃芩、黃柏、梔子，如果白頭翁湯的白頭翁，再加上連翹金貝煎或清營湯中皆重用之連翹，這些就是中藥主要的抗菌劑了，這與西藥的抗發炎藥或抗生素是相同的。而冬地三黃湯就是標準的生津之生地、麥冬加抗菌的三黃組成。

其實由石膏的特性，在身體中就能同時發揮保持體液與抑制細菌的雙重作用。但是在其他這類方劑中同時加強了這兩個方向的力量，而有更好的療效，石膏就不再是唯一的或最佳的選擇了。這些抗菌藥中如黃芩、黃柏、梔子、黃連等，本身也有養陰生津的作用，是有雙重作用的。

在這個治療的思路中，第二個思路是西醫藥理容易了解的，而抗生素的藥效，早已超越了這些抗菌的中藥，殺得細菌片甲不留。但是在使用數十年之後，慢性病變多，抗藥的超級細菌也因而產生，恐怕是發明製造抗生素的人沒有想到的。

而在第一個思路，這些藥怎麼能保持體液，則是西醫不能理解的。雖然中藥在這方面有其獨到之處，但在靜脈輸液技術已普及化的今日醫療，這個本領已英雄無多用之地。或許增液湯、麥門冬湯仍可用來降火氣、利大便、調整體質吧！

我們選了下法與清法來討論，都凸顯了中醫的特色，下法的以補當作瀉下的手段，在醫藥發達的今天，雖然年近五百歲，這個補元氣以恢復正常功能的思路，仍是絕色美女。可是清法的抗菌補液思路，雖然只有四百歲，年輕了近百歲，卻只剩一雙美手可以用來生津潤燥，其他部分已被別人比下去了。最近因為癌症之化療、放療都損傷津液，又不能天天靜脈輸液，所以，養陰清肺湯等方劑又成了美麗的手。

但是由清法之清字，表示以抗菌為核心。保持體液雖是治療溫病有效的輔助，但並非清法之主軸。而保存、保護津液，似乎與下法中的扶正也有相同的思路，都是以增加正常器官或組織功能來達到增加體液或保持津液。只是下法專重腸液，而清法中的保持津液也能擴大到口乾舌苔咽燥。所以不論下法或清法，目前西醫不能了解也無法取代的，都指向增加器官或組織運作能力的這個方向。而增加體液的身體部位也可以由不同方劑來調整，進一步達到靜脈輸液也不能達成的任務，這就是中醫藥獨到之特色吧！

安宮牛黃丸

接下來介紹一個在國際露臉的方子——「安宮牛黃丸」。

安宮牛黃丸也是《溫病條辨》中的方子，這是個開竅藥，這個方子與溫病的治療思路有些關聯，而其思慮之周延，是一個很能凸顯中醫治療特色的方子。

本方君藥牛黃，在《神農本草經》就已提出，認為是牛全身的精氣不能運於周身則成牛黃，牛黃是牛的膽結石。人也有膽結石，西方人因多吃肉，膽結石多含膽固醇等成分。而華人食肉較少，就多攙雜了鈣鹽的成分，結構也較鬆散。

因為膽汁是打散脂肪的；主要消化液，係由肝臟分泌。而牛是吃草的，比華人肉吃得更少，牛黃的主成分就更令人好奇。由中藥手冊看，牛黃化學成分：含膽酸、膽紅素、膽固醇、膽色素、多種胺基酸及鈉、鈣、鎂、鋅、銅、磷等無機物，有清心、解熱、豁痰、解毒、鎮痙等功效。

安宮牛黃丸的其他成分分別為鬱金、犀角、黃芩、黃連、雄黃、山梔子、朱砂、梅片、麝香、珍珠、金箔（作丸衣）。

其中黃芩、黃連、山梔子是屬於抗菌藥，前面已討論過。雄黃是二硫化二砷，有抗菌、抗蟲、解毒、抗真菌作用，端午用雄黃酒就是為了解毒、殺蟲、驅蛇；朱砂為硫化汞，有抑菌、殺蟲、解毒、鎮靜作用。雄黃、朱砂都有毒，不能久服或多服。這六味藥似乎都有消毒、殺菌的功能。

鬱金：健胃、鎮痛、利尿、抗菌、利膽。可治黃疸尿赤、癲病發狂、膽結石、熱病神昏。除了抗菌之外，好像還有溶化膽結石的功能，也有利尿的功能。所以可以幫助牛黃之溶解，以方便吸收。

珍珠：含碳酸鈣、氧化鎂、胺基酸、鋁、銅、鐵、錳、鋅、矽、鈦、鍶等無機元素，有安神、鎮靜、抗過敏、利尿之藥效，可用來安神定驚、明目清翳等。

麝香：含麝香醇及多種甾醇，解熱，發汗，興奮呼吸、心跳中心，因而可以增進心肺功能，促成甦醒。

梅片：就是冰片，主含右旋龍腦，可抑制多種細菌生長。

犀角：含角蛋白、酞類、胺基酸及甾醇類，功效：清熱、解毒、涼血、定驚，用於溫病高熱、神昏譫語等。

金箔：中藥手冊中沒有記載。而因生物相容性高，可做金牙等植入身體。

這帖藥方，成分很多，但對消炎、殺菌有效的最多，有原來的六味加梅片後的七味，所以乃以清法為主。犀角都用來退高熱，可能與其特有的角蛋白、胺基酸有關，也不是開竅藥方的重點，都算清法用藥。

珍珠與牛黃的成分比較像有開竅的功能。在進一步往下討論前，我們先要問問，「竅」是什麼？

人如果心臟無力或血液不夠，就會將不重要的器官的血液循環關掉，先是脾胃，下來是四肢，再下來是肝腎大腦，最後只剩下心肺及腦幹，這就進入休克狀態。這個狀態只要健康狀況好轉，如輸血輸液後大部分可反轉。如發高燒，腦子太熱，無法運作，退燒後，也大都能反轉。如為中毒，不論是吃了毒藥或是肝功能低下，不能解毒而中毒，如能洗腎、洗血，將毒物清去，也多能反轉。但是有些不能反轉的，表示竅沒有開。

「竅」依其字義，是孔穴。竅門就是一個關鍵性開口的意思。

這個安宮牛黃丸的功效是清熱解毒、豁痰開竅。由其組成藥之藥理，其清熱解毒係由消炎及退熱藥而來。但是牛黃與珍珠都不是上選的退熱或消炎藥。牛黃中之膽酸、膽紅素、膽固醇、膽色素，在人的膽汁中也有，沒什麼稀奇。這兩味藥所共同的是多樣胺基酸及多種無機元素。就開竅而言，這種重責大任可能就落在這兩類的成分之上。

在這裡我們做個大膽的假設：這個竅指的是腦竅，就是腦子的孔穴，如果孔穴打開，腦子就開竅了。有了人甦醒時，應有的眼、耳、鼻、舌、身、意的六識功能，但如果腦竅一閉，人的六識加上末那識、阿賴伊識，此佛教所稱之八識，也就會全都喪失了。

所以這與腦中風不同，腦中風在腦子瘀血、水腫退去後，仍然留下的半身不遂，只會造成半邊身子不遂。而這個竅閉與休克有些相似，但是又不必由血循環之改變而來，腦竅關閉的病人，其他部分的血循環可以很正常。如是高燒、腦子燒壞了，退燒後，最多是耳朵變差了，或是說話不清了，很少是六識全喪失了。

這個問題，思索很久，再配合胺基酸以及無機元素的可能生理功能、藥理功能，這兩類成分對腦子究竟能有什麼特殊功效？

胺基酸可以轉化為神經傳導物質，經過神經傳導功能之改變，由西藥藥理推論，可能可以退燒止咳。而無機元素如鋰等，可以矯正一些腦部疾病，但都不能發揮開關的功能——打開即六識全能，關閉即六識失能。

在腦子生理結構中，所能想到與開關性質相關的只有血腦屏障（blood-brain barrier，簡稱 BBB）。這個血腦屏障，平時保護腦子不受毒害、不受干擾。腦子只用葡萄糖，這個屏障就只送葡萄糖。腦子用多巴胺為傳導物質，屏障就不容許多巴胺通過，只允許 L－多巴（L－DOPA）通過。所以要治帕金森氏症，雖然是希望增加腦中的多巴胺，卻只能口服L-多巴。因為L-多巴才能由血液中通過血腦屏障進入腦中，為腦細胞吸收，然後在腦細胞中，將L-多巴轉換為多巴胺使用。這個血腦屏障，目前認為經過細胞間隙工作。非常精準，不論立體尺寸或帶電狀態，只要稍有不對，就一律不准通行。這也是保護神經中樞、大腦不受外力干擾，發生錯亂的必要生理措施。

由L-多巴、葡萄糖的大小來判斷，這個屏障的孔隙，不會比這些單醣或胺基酸大多少。如果生理上發生錯亂，例如病毒感染，將某些胺基酸胡亂改造一下，或腸中細菌產生一種很像胺基酸的毒素……這些小小的經過更改的單分子，就有可能塞住這個孔隙，進而阻止了葡萄糖、其他胺基酸甚至氧氣通過這個屏障，進入腦子。如果短時間內，外邪製造了大量的這類毒素，那麼腦竅就阻塞了，腦竅一閉，所有的功能一下子全都停止，六識都沒有了。

要打開腦竅，第一步要將外邪逐出，讓這類阻塞腦竅的毒素不再產生。然後，用一些與毒素相似的無害分子來將這些毒素洗刷下來，以將孔隙空出來，好讓血中的各種腦子需要的養分順利通過。這種以相似分子間之競爭，來解開與毒物之結合，以釋出毒物的方式，在解毒的手段上經常使用。而這些在牛黃及珍珠內含有的大量胺基酸，可能就有這類的分子；與毒素相似，卻又無害。而那些大量的無機元素，種類繁多，可能可以加速這類分子搶得孔隙位置，並將毒素由孔隙中拉出來，進而由血液帶走，排出體外，以解除危機。腦竅打開，營養品送進腦子，人就甦醒了，這是我們想到的解救竅閉的可能途徑。雖然不一定正確，但還算合情合理，與生理學沒有太大悖離，是目前所能想到的一個可能方向。

假定腦竅是我們思考的方向，那麼這一方劑的各味藥作用為何？已可分析明白，黃芩、黃連、山梔子、梅片抗菌解毒；犀角退燒；鬱金則溶解牛黃中各種不易溶解質，以利腸胃吸收；雄黃、朱砂可治外傷，預防新的感染；麝香則可加強心肺功能，增加腦部血液與氧氣之供應。而珍珠尤其是牛黃中有大量特別的胺基酸及無機元素，可將塞住腦竅的毒物搬離竅門。只有金箔，實在想不出其功效。

黃金為非常穩定元素，不受侵蝕，不易氧化。呈金箔狀也不能被腸子吸收。而珍珠、牛黃中已有大量無機元素，多一樣不能吸收的黃金又呈薄片狀，究竟是為了什麼？

由化學性質實在想不出其功效，只好由物理性質去思考。黃金比重很大，為十九點三，又有絕佳的延展性，所以一克的黃金可以做成一平方公尺的金箔，超薄的金箔可以透光，呈綠藍色。

金箔如果吃進腸胃中，因其比重，應沉澱於向地下的一面，金箔因為生物相容性好，可以非常貼近腸壁。如果是扎實的金粒，就會刺穿腸胃，造成腸胃穿孔，引發腹膜炎而生大病。吞金自殺，死得一定不舒服。

腦竅閉鎖的病人一定是躺著，腸胃中的餘食因長時間細菌發酵，必成穢物，也因穢物經腸胃吸收，不斷提供毒素去繼續閉鎖腦竅，使病人自己的復原功能不能發揮。

所以第一要務是釜底抽薪：先將穢物移走，那些抗菌劑就有此功能。如仍不足，如牛黃承氣丸就加大黃，以清腸中穢物。而仍不能移走的，就是黏在腸壁上、不肯離開的物質，此物質不僅繼續提供毒素，也阻止了新提供藥物的順利吸收。這些黏在腸壁的穢物，大部分應黏在向地下的一面。此時吃進來的金箔就成了最好的菜瓜布，利用其非常薄的刀片，將穢物由腸道表皮上刮下來，尤其是面向地面的腸道，因黃金比重大，向地心方向沉下去。把腸道刮乾淨時，腸道難免刮傷，就加朱砂與雄黃來消炎，像我們皮膚受了外傷一樣，搽些紅藥水、碘酒、紫藥水防止感染、消腫，以恢復腸道之吸收功能。

說明到此，每一味藥都有其必要功用，也不禁要對《溫病條辨》有了更多的讚嘆！

我們不僅提供這個方子的內容，盡可能的分析了其方義，各單味藥的功能。甚至對《亞洲週刊》的全文也轉載。因為這些報導中的內情與安宮牛黃丸本身一樣，充分顯示了中西醫對病人、病症的看法與治法。

搶救劉海若

以下是二〇〇二年第三十四期《亞洲週刊》記者王健民的報導：

☞ 劉海若轉危為安內情

香港鳳凰衛視女主播劉海若在昏死近三個月之後，經過中西醫合併治療，終於甦醒並能開口說話，還有喜怒哀樂，神志清楚，不僅締造了生命奇蹟，中國醫生也創造了醫學傳奇。

有人說，香港鳳凰衛視女主播劉海若在二〇〇二年五月英國的重大火車災難中，全身嚴重受創之後幸運存活，是創造了生命史上的奇蹟；而這位被英國醫生宣布「腦死」的重症病人從英國轉到北京的醫院，經由中國醫生悉心治療，在昏死近三個月之後，終於甦醒並能開口說話，還有喜怒哀樂，更是創下了醫學界上的又一個傳奇。但在這「生命奇蹟」和「西醫學傳奇」的背後，卻有不少鮮為人知的內情。

劉海若於五月十日在從倫敦到劍橋的火車脫軌翻車大車禍中受重傷，與她一起的兩位同伴當場身亡。劉被送搶救的第一天，醫院即發出病危通知，並判斷劉已「腦死」。聞訊趕到倫敦的家人在經過幾番抗爭之後，又得到由北京趕赴倫敦的腦外科專家凌鋒教授的協助，免去了英國醫生一再堅持的、可能澈底置劉海若於死地的「腦幹測試」，並在六月八日由國際SOS救援中心將劉送到北京宣武醫院治療。

中英醫護情況迥異

從倫敦到北京雖然只有十幾小時的空中航程，但卻是劉海若從「腦死」病人回到現實世界的一大步。這天，她從英國公立皇家自由醫院三人一間的病室轉到北京宣武醫院的重症加護病房。北京有關部門動用北京市最好的醫生為她會診，醫護人員都經過認真選擇，專人特護。相比之下，英國醫院的醫護情況令人慨嘆。知情人士說，當時看護劉海若的英國護士都是經紀人公司臨時招聘的，而且一天一換，「需要幾個找幾個，每天都出現陌生的面孔」，更談不上熟悉病人的病情。

當時，已昏迷的劉海若高燒不退，英國醫生就用大風扇「幫助退燒」，頗讓劉的家人擔心：「就是一個健康人，這樣吹恐怕也受不了。」家人的交涉沒有用，因為並非「專業意見」，幸虧經北京趕到的凌鋒「提醒」和建議，英國醫生才接受了改採冰塊物理降溫的方式。由於腦部受傷，劉海若的腦壓很高。但知情人士說，搶救劉的皇家自由醫院不但沒有高壓氧艙，「連在中國大陸十幾元（人民幣）一支的減腦壓針劑都沒有」。又是凌鋒的建議，因陋就簡，將劉海若的床頭部分升高三十五度角，「裝大牌的英國醫生表面上不以為然，但也得跟著照做」，臨時解決了問題。可能由於中西思維的不同及諸多的不便，劉的家人六月一日決心把垂危的劉海若轉到中國大陸治療。但這個決定引起一些西方媒體的不解：「為什麼要放棄醫療條件更好的英國，回到醫療條件落後的中國大陸？」據稱劉的家人回答：「設備重要，愛心更重要。」送到北京之後的劉海若得到中國大陸上至國家領導人、衛生部和北京市政府的關切，下至成千上萬普通百姓的關心。宣武醫院專門成立一個五人醫護組二十四小時看護，劉的家人每兩小時把一百毫升濃湯或新鮮果汁以針筒餵食，更為劉海若的恢復添加了力量。

從到北京的那一天起，劉海若每天要接受高壓氧艙和神經營養治療，要接受中醫針灸、按摩、電刺激和康復訓練，但也面臨在英國搶救時留下的後遺症。北京的醫生又查出好幾處在英國沒有發現的骨折，從腿上和手上發現了尚未清除乾淨的玻璃碎片。知情人士說，由於「臟器菌種不平衡，她很弱，很容易受到感染」，而且由於英國醫生一開始就用最強的抗生素，因此到北京後，幾乎所有抗生素都沒有用，「僅剩一種還有效，但不到關鍵時不會用，這是最後的王牌」。

中成藥起重要作用

談到使劉海若轉危為安的「王牌」，不能不提到屬中成藥的「牛黃安宮丸」。知情人士告訴《亞洲週刊》，劉現在每天早晚各「灌食」一粒牛黃安宮丸，它對於劉的恢復起了非常重要的作用。劉海若的妹妹劉海林也認為，劉海若「能好成這個樣，大家想都不敢想」，除了劉海若本人「自己在努力」，除了中國大陸「這邊幫了很大忙」，「中西醫合併」治療是個非常重要的因素。

在各方努力下，在多種因素的作用下，劉海若終於在七月二十六日睜開眼睛。鳳凰衛視的沈蓓蓓表示，劉海若睜開眼睛時，「右眼因為受傷，所以還有障礙」。沈說，劉原來一百多磅體重，受傷後僅剩八十多磅，「但回到北京之後，我再看到她時，臉型已經恢復得跟以前差不多一樣」。

更讓劉海若的朋友和家人驚奇的是，經歷了生死劫難之後的她終於可以開口說話了。八月八日這一天，剛好是劉海若從英國轉到北京治療整整兩個月，對劉海若的家人和負責治療她的醫生護士來說，是個令人激動、開心和難忘的日子。這天，當參與治療她的醫生蘇正對睜開眼睛的劉試探性地問了一句：「你叫什麼名字？」劉的喉嚨在微微地抖動：「劉海若。」雖然不是很清楚，但卻令在場的醫生、護士和家人感到莫大的鼓舞。

再接再厲。醫生又問：「你在什麼單位工作？」「鳳凰衛視。」聲音雖然微弱，卻可以聽清楚。之後的問題「你的父親叫什麼名字？」「你的母親叫什麼名字？」劉海若都能準確答出。更令家人感到高興的是，當問到她姊姊的女兒名字時，劉海若說出了這個侄女平時幾乎不用的中文名。除此之外，醫護人員還拿出一本以廈門遠華案主嫌賴昌星為封面的《鳳凰週刊》，測試劉海若其他方面的記憶，問：「這是誰？」「賴昌星。」劉回答準確。

這對於一個嚴重腦損傷的病人，尤其是一個被英國醫生宣布「腦死」的病人來說，是一個了不起的突破。蘇正認為，劉海若的「神智已經完全清楚了」，而一個「頭部胸腹部受到嚴重損傷」的病人，還能夠頑強地闖過一關又一關，尤其在頭部嚴重損傷後，「能夠恢復到目前這個程度」，「在醫學史上也是一個奇蹟」。蘇正說，有天晚上，劉海若進行功能鍛鍊後，感覺有些疲倦，當蘇正問她：「你現在想看電視？還是睡覺？」劉有點不好意思地說想睡覺。沈蓓蓓也透露，劉海若實際上已經恢復了常人的喜怒哀樂，「有時會發脾氣，覺得湯不好喝，就含在嘴裡不嚥下去」。

劉海若會發脾氣了，更會說話了。但日夜在她身邊看護的妹妹劉海林卻告訴《亞洲週刊》：「（海若）還沒能準確發音，一些音發得含含糊糊，講話還不是很清楚，因為那麼久沒講話。但對於一個昏迷了三個月的病人，能開口講話，能記得家人的名字，就阿彌陀佛了，就非常開心了。」其實，不單劉海若的家人開心，劉海若的朋友開心，全球華人更為在劉海若身上創造了傳奇的中國醫生和中華醫術開心。

西醫照顧病人，依照SOP操作手冊，可以迅速換手，也可以迅速上手，所以可以「一天一換」、「需要幾個找幾個」。好處是再差的、再笨的，也不會差到那兒去。壞處是只有依照最基本的操作手冊運作，人也像是設備一樣，一板一眼，難怪被批「設備重要、愛心更重要」。在西醫的範疇，愛心是無法寫上操作手冊的。

退燒以大風扇來吹，這點恐怕並非正規「操作」，以冰枕降溫應該也是西醫的標準作法。減腦壓針劑，其療效恐怕並不顯著；高壓氣艙也還沒列入一般療程。至於未將床頭部升高三十五度角，恐怕確是「因陋就簡」。因為操作手冊中，不會規定得這麼細，所以是否加入考慮，就是「愛心更重要」了。至於抗生素的使用，這正是目前西醫面臨的困境——「多菌感染及廣泛的抗藥性」。在這種多菌種感染又有抗藥性的狀況下，清法反而凸顯了優勢，不論是什麼菌、有多少種細菌，用大掃除的方式，大掃把一揮，全給掃出體外，也就解決了。又何必一一培養、個個分析，這才想辦法趕盡殺絕呢？

在北京的照顧，因為「上至國家領導人……下至成千上萬普通百姓關切」、

「宣武醫院成立一個五人醫護組，二十四小時看護」，也是因為上至領導人，下至百姓都關心，才有這種待遇，這不可能是標準操作程序。

如果是一個無名女子，恐怕連最基本的英國標準治療也不一定能得到。

身外之物與身內之務

在這次治療過程中，真正凸顯的應是安宮牛黃丸的療效，其他的「設備」或是「愛心」之爭，多少反映了東西文化上的差異。西方重身外之物，東方重身內之務，孰優孰劣也就見仁見智了；這也是這麼多年來中醫、西醫爭論不休而無法有個結論，是同樣的道理。

西方所重的身外之物，比較容易了解。也就是設備、操作程序、細菌、病毒、寄生蟲、溫度、溼度、大氣壓力、營養素、維生素……這些都很容易拿來當作一個客觀項目來研究與學習。

而東方所重的身內之務是比較難說明，也比較難研究的。就拿剛討論的安宮牛黃丸當例子。西方重抗生素，抗生素是由細菌之培養來研發，非常客觀。在一定的培養條件之下，能殺死多少百分比什麼樣的細菌。但是很少有西醫對腸道內的細菌進行研究，這個腸道是個不容易定義的環境，氣候、人種、年齡、性別、食物、身體健康狀況等，都影響腸道環境，如要研究腸道中細菌生態，可能二十年也做不出一篇論文。這種吃力又不討好的工作，誰肯去做？而安宮牛黃丸的長處，就是調整腸道的生態。這個調整體內生態的工作，就是身內之務。

其實這種文化的差異，廣泛的反應在各種健康的觀念，就拿增胖與減肥來看。西方重營養學，米飯一克四大卡，脂肪一克九大卡，蛋白質一克四大卡，男生約兩千一百大卡，女生約一千六百大卡是每天的需要量。

可是有女生每天吃兩千大卡，仍是骨瘦如柴，每餐更多加了營養仍是胖不起來，也有人稱喝水也會胖。在這種狀況下，醫生常會判斷是體質的關係。

所以食物的營養、熱量、成分，這些都是體外之物，很容易研究也很容易講解，更容易執行。

可是體質是什麼？體質是「身內之務」，但是要定義體質是多麼困難，我們不妨把方劑學中各方之主治拿出來看一下。

四物湯：主治營血虛滯，症見：驚惕頭暈、目眩耳鳴、唇甲無華。婦人月經量少，或經閉不行，臍腹作痛，舌質淡，脈弦細或澀。

四君子湯：主治脾胃氣虛，症見：面色光白，言語輕微，食少便溏，四肢無力，脈緩弱或細軟。

六味地黃丸：主治：腎陰不足，症見：腰膝痠軟，頭暈目眩，耳鳴耳聾，盜汗遺精，或骨蒸潮熱，或手足心熱，或消渴，或虛火牙痛，舌燥喉痛，舌紅苔少，脈沉細數。

上述三個方子都是大家耳熟能詳的常用方，也是大家熟習的補益方。由其主治，四物入脾但補血，四君子也入脾但補氣，六味則補腎。這些描述寫來簡單，但是「什麼意思」？這恐怕是中醫真正的困境。

當我們看到經典中的一段文字，總有後世的醫家加以註解。一註、再註，就是數十註；甚至有一位醫家，給三種解釋。而另一位醫家又為這三種解釋各自再加三種註解。歧路亡羊，究竟那一個是對的？

第四章 總結

小心的求證
中西醫結合
中醫的發展與發揚光大
後記：由中醫看中華文化

小心的求證

科學的研究在英國哲學家培根提出了演繹與歸納的兩大心法，我們認為這是後來西方工業革命以及科技突飛猛進，迅速超越東方的最大動力，我們把這兩個心法以通俗的話介紹一下。

演繹法：是根據已知的知識，用合理的方法將這個知識延伸，並擴大，以推廣其用。

歸納法：把許多不同的知識仔細地分析、求證，以去蕪存菁，只留下簡單扼要的精華。

在近代哲人中，將這兩個心法解釋得簡單明瞭的當推胡適先生：

「大膽的假設」，

「小心的求證」。

兩個五字真言，前五字是演繹，後五字是歸納。這就是科學的精神，也就是大陸強調的「唯物辯證」：把不合科學的東西丟掉。

在中醫歷史上，醫家都在做演繹，一演再演，愈演可能離事實愈遠；好在醫學是個實踐科學，大量的人體臨床實驗，大批病人的生命也算是一種歸納法，只是成本、人命的代價也太高了，而進展也太慢了。

清朝的王清任著有《醫林改錯》，雖然有人笑他是「愈改愈錯」，他是位實踐醫家，他親自去看屍體，不怕冒犯法律，解剖死人。於是發現，瘀血都集中在血府之中，這個血府大約是胸下、橫膈膜之下，心包附近。其實這也不奇怪。亞里斯多德當年觀察、解剖戰場上戰死之人，不也發現血液都集中在靜脈，而動脈是中空的，腦子中集結了大量的瘀血。所以提出動脈是輸氣的，靜脈是聚血的，而腦子是血液的集中處。

這些都是大膽的假設，後代之人不該去笑他們，而該小心地求證。其實這個演繹與歸納不也正是《易經》所提出的一陰一陽之謂道。由演繹可以擴大矛盾，而歸納就能統合矛盾。

王清任由瘀血論提出的活血化瘀的治法，是中醫一個革命性的進步。近代有陳可冀等人，將之發揚光大，做了很多研究，今後肯定有更大的發展空間。這也是中醫的一大特色！

而亞里斯多德的腦子及靜脈聚血理論，到了哈維，由觀察活體，其心臟不斷地打出血來，因而推斷血液是循環的。否則心臟不斷打出血來，豈不把身體抽乾了，而打出來的血，又能放在哪裡呢？這個西方醫學上的大突破，比起有文字記載的《內經》提出血液循環理論，足足晚了近兩千年，也與《內經》同時的亞里斯多德相隔了兩千年。哈維是由觀察加上推論：由質量不滅及連續方程式得到了血液是循環的這個重大理論。而確切地看到微循環，血液由動脈經過微血管，再流到靜脈，已是近代的事了，也相隔了兩、三百年。

而《內經》中又提出了經絡，認為是氣血並行的管道，是輸送血液的高速公路。這個學說自有《內經》記載就已完備，後世好像只能遵循，既不能提出證明，更別說發揚光大。幸好在大量的人體臨床實驗中，一再證明其指導有實用性，才能留存至今。但是由《內經》的十二經絡辨證到張仲景的六經辨證到八綱辨證的四個項目，到葉天士的營衛法則，中醫隨著時光的流轉，人才的更替，不但沒有增長診斷辨證的能力，反而由十二降為六，又降為四，最後降為二。

這也是只演繹不歸納，只假設不求證，於是產生了大量的文獻，沒有人能辨別內容的對錯，甚至於難辨真偽。

如今中醫仍能存在，還得感謝一些西方血流研究的學者。他們沒有小心地去注意身內之「務」，把循環當成一個「物」在研究。所以沒有發現，精微的血循環系統之共振；一個在不受解剖刀破壞、不經藥物干擾的健康個體中，小心翼翼地測量，才能發現的生理現象。

中西醫結合

行筆至此，大家應能心領神會中醫的特色在哪裡了。但是中醫要向前走，必要的手段就是加強小心地求證，將已經混雜了一百倍甚至一千倍砂子的黃金金砂，一粒一粒的再次從這些雜亂的沙子中淘出來。找出共振與經絡理論，這是中醫之本，而引氣歸經則為中醫之用，我們以最常用的四君子湯、四物湯為例。

四君子湯的症見，也就是適應證：

面色光白。如是白種人或較白之人如何？黑人如何？

言語輕微：有人生來聲音小，輕言細語如何？

食少便溏：食多、食少，要看內容，肉多自然吃得少，菜多就要吃得多，便溏也要看吃什麼？多久便溏一次，多稀算作溏？

四肢無力：要能走多遠的路、拉多重的車才算有力？

脈緩弱或細軟：這是依照二十八脈來分類的，有更好的方式嗎？

四物湯症見：

驚惕頭暈：股票大跌了！明天老闆要視察！物價大漲了！昨天村裡有人被搶！聽到這些不斷傳來的可怕消息，幾個人不怕不暈？

目眩耳鳴：電視看久了，電腦打多了，電玩玩傻了，幾個人不目眩耳鳴？

舌質淡：剛喝了紅酒，吃了塊起士蛋糕，吃了巧克力糖……舌頭是什麼色？

脈弦細或澀：這也是依二十八脈來分類，有更好的方式嗎？

您可以不厭其繁地去看每一個症見，也就是適應證，這些描述似乎都不容易正確判斷，也就難怪在症見的下面，會加上西醫的適應證。

四君子湯：本方可用治慢性胃炎，胃及十二指腸潰瘍等脾胃虛弱者。

這個作法難免落入日本「漢方對症的邏輯，這是西醫的邏輯」，對應的適應證非常明確，沒有辨證。但是中醫與西醫適應證畢竟無法一一對應，為求周全，又加上了「脾胃虛弱者」，這又回到中醫的詞，似乎又加了點辨證。這句話也表示，並非所有的胃炎、胃及十二指腸潰瘍都可用此方，而脾胃虛弱又該如何辨別呢？我們還是回到中醫診斷不精確的老胡同。

在將中、西醫各種適應證做了結合之後，並沒有增加中藥方劑的實用性，也沒有增加中藥方劑的正確性。因為沒有凸顯中醫的特色，沒有改進中醫的診斷，反倒把中醫的治療變成了西醫治療的輔助工具，或是西醫治不好時的後備方案。

這恐怕是提倡中西醫結合的大師們始料未及的。

中醫的發展與發揚光大

中醫的發展與發揚光大終究要回到自有的特色、自有的專長、自己的大道。共振、經絡為體，引氣歸經為用。

我們再回到疏散外風的川芎茶調散來當例子。組成：白芷、甘草、羌活、荊芥、川芎、細辛、防風、薄荷。為細末，食後清茶調下。

在《氣的樂章》一書，曾經批評此方，認為沒有入臟的藥為根。也就是在第三、六、九這個諧波群之中，沒有入三（脾經）的藥，恐怕不好治頭痛。本方在方劑書中的注意事項上，也提到「方中辛散藥物較多，凡久病氣虛、血虛，或肝腎不足，陽氣亢盛之頭痛，皆非所宜」。

在前幾年，我們研究了茶及咖啡對脈波的影響，居然發現，這兩種飲料都有提升三、六、九諧波的功效，與練功相似。而咖啡在這一組諧波外，也入肝經。由此可判斷，茶與咖啡都有補氣、提神的效果，而茶入膽經較多，咖啡入肝經較多。飲茶之後，精神好，頭腦清晰。而飲咖啡之後，精神雖好，但頭腦不成比例清晰，因為入肝經之氣雖能減低睡意，但並非入上焦之主頻，只對腦幹、間腦等植物性低階腦功能有幫助；不及茶因入膽經較多，對大腦皮層各種高級功能，如思考、計算等較有幫助。

得到了這個實驗結果，我們不僅對茶有了進一步的了解，也由文獻知道飲茶始於修道之人，靜坐時維持頭腦清醒，不至於成為睡覺禪的飲料。

有了這個對茶歸經的了解，就修正了我們對川芎茶調散原來的認識。這個宋朝由大量人體實驗得到的方子，果真有其奧妙！

此方用時「茶宜量大」，這又是後代醫家依其個人行醫經驗體會所得，增加的使用說明，這些都是小心求證的成果。

在《氣的樂章》書中，曾將川芎茶調散與人參敗毒散比較，認為兩方功效相似，但後者較周全。因有人參、枳殼、茯苓，能顧住脾經，也就是第三諧波。

這個方子也是宋朝《和劑局方》中的方劑，充分代表了宋朝開始重視補益元氣的觀念。這個方子不僅治頭項強痛、鼻寒身重，也治胸膈痞閉、咳嗽有痰，更奇妙的是也可治療下痢初起有表症者，見惡寒發熱、頭痛肢楚……使從外入之邪，仍從外出，裡滯亦除，其痢自癒，稱之謂「逆流挽舟法」。而注意事項：若痢下不爽，裡急後重，或使膿血無表證者，是邪已入裡化熱，不宜使用本方。

這個方子就沒有不宜久服或多服的禁忌，不僅可治頭痛，同時治咳嗽下痢。

由注意事項可知，這個「下痢」初起應是病毒感染（外入之邪）所產生。如果是「裡急後重或便膿血，無表證者」是「邪已入裡化熱」，這句話，表示不是單純病毒感染。病毒在將身體三、六、九之衛營等氣破壞後，腸胃內又誘發細菌的感染或滋生。產生腸胃發炎，就該併同清法，不能一味「逆流挽舟」了。

本方在治療病毒引起的下痢初起有效。如果下痢是因腸胃發炎、細菌感染引起的，那一開始就該用清法加補中，如枳實導滯丸或三仁湯之類，而不是益氣解表了。

這兩個方子治頭痛是其共同之處。而因補益元氣之力道不同，川芎茶調散專治頭痛，偏正頭痛，顛頂作痛等皆有效，但不宜久服；而敗毒散因補中力大，故又兼治咳嗽及外感風寒引起的下痢初起，這是兩方之異處。

由其相同的用藥應可了解中藥方劑治療頭痛的一些奧妙。我們對治療頭痛特別有興趣，其一，因為不論頭痛或偏頭痛，都是西醫不易治而仍在大量積極研究的課題。其二，這是利用三部九候或三焦理論的最佳例子。

敗毒散除了補中之人參、枳殼、茯苓，其他的藥與茶調散相同的有川芎、羌活。而茶調散中川芎量相對大很多。其他治頭痛的方子如羌活勝溼湯、九味羌活湯，也都是川芎與羌活俱在。

我們查一下川芎與羌活的藥性：這裡只記下有中醫原理指導之性味及歸經。

川芎：性味與歸經：辛溫，歸肝、膽、心包經。

羌活：性味與歸經：辛苦溫，歸膀胱經、腎經；而獨活與羌活相似，力弱。膽經由頭至腳，為何治頭痛一定要有川芎，而且重用川芎者療效更好。而敗毒散多加了柴胡、前胡。

柴胡：苦微寒，歸肝膽經。

前胡：苦辛微寒，歸肺經。

由性味來看，柴胡可以協助川芎入肝膽經，而前胡之作用與桔梗及人參相互支援，幫助肺氣。

防風：辛甘溫，歸膀胱、肝、脾經，與羌活也相近。

由茶調散，重用川芎，川芎主入肝、膽經，尤其是膽經，膽經是入上部也就是上焦氣血之主頻，川芎量大，加上茶也走三、六、九頻，就將第六諧波的能量大大增加，所以引氣血上行至頭面。而茶調散還有白芷，引氣血入胃經，細辛：入心肝腎經，有鎮痛作用，取其用。薄荷清熱解表，促進循環。

茶調散由歸經的方向來分析，入膽經為主，故入上焦（部）為主，同時也有入胃經及膀胱經之力道。綜合而言，此方入上焦膽經、上焦胃經及上焦膀胱經，而此三經剛好在頭面之正面（胃），背面（膀胱）、側面（膽經），也就難怪治療頭痛有效。

而敗毒散呢？

因為入肺經（中焦）之力亦強，雖有柴胡幫助川芎入膽經，但入上焦之力與中焦相較，稍有不足，敗毒散之引導氣血到中焦之力強於入上焦之力，所以能治咳嗽及下痢。上焦只入膽經及膀胱經，本已力弱，再加上沒有入胃經之藥，治療臉正面的疼痛及疾病，效果就更弱了。

根據這個入經的分析，要治頭痛還能有改進的空間嗎？

如果頭痛的位置只是顏面，則入膽經藥為主，加上入胃經的藥就行，以免分散藥力（引血入經之力道）。同理如頭痛在背面，仍要以入膽經藥為主，加上入膀胱經之藥。這個引血入經的思路，好好想清楚了。不只頭痛，各種頭面的疾病，多可加上其他消炎、化瘀的藥，不論中藥或西藥，應是同樣適用，只是使用之前要先了解，所加之消炎或化瘀藥是否也有歸經之性味，以免破壞了原本引血入何經的規劃。例如治頭疼則化瘀藥不宜用牛膝、生地。

引血入經除了要知道藥物本身的性味、歸經，還要記住上焦、中焦、下焦的規則。凡在上焦的部分頭面，一定以入膽經（第六諧波）的藥為主。在中焦部位，咽以下至肚臍以上，以入肺經（第四諧波）之藥為主。下焦部位，肚臍以下至腳底，以入腎（第二諧波）之藥為主。如是上焦，膀胱經，則再加入膀胱經之藥。同理如中焦胃經，則以入肺之藥為主，加上入胃經之藥。其他依此類推。

因為身體還有兩組特別容易一起合奏的和弦，也就是已經介紹過的第二、四、六諧波是一組，而第三、六、九諧波是另一組。

如果要補四，一定要同時補二，否則藥力無法發揮。二是較低頻諧波，如果只補四，能量容易流失，尤其散到其他諧波。因為四諧波之組織本已有病，不易共振，如果只補四，則散往三、五、八、九等諧波的機會很大，因為第四諧波本就不易共振，又因為有病，強迫其共振更加困難，於是能量不能進入，這也是虛不受補的道理。此時如果要留住能量在第四諧波，就必須配合入第二諧波的藥。因二為四之基礎頻，就能加強並穩住在第四諧波的能量，以達成補肺的效果。

而補上焦時，可循二、四、六和弦的途徑，補六，同時補二與四。也可循三、六、九的途徑，同時補三，以加強並穩固補的力道。就實際運作的角度，三、六、九諧波是身體最強的和弦，也最容易補，所以有脾為後天之本的說法，而且只補三也比同時補二、四，容易多了。

大家常用的黃耆，同時補三（脾）又補四（肺），是味容易配伍的藥。將血引進中焦脾經，其實人參也是補三又補四，但其補三、六、九的力道也強，服用後身體發熱，就表示也補到體表，如此則氣容易散失。其實，生薑也是補三又補四，也是補中好藥，又便宜。可謂平民百姓的人參，只是近年來，農藥、肥料使用不當，生薑常常汙染變色，選用時要仔細些。

談到這裡，該了解一下補的可能機制。

我們做過最多研究的是入脾經的藥物，而中藥材中補脾的藥也最多，因脾經是第三諧波，所以可以用大老鼠來做動物實驗。在測試過十多味藥材中，其共同特性為第三諧波，振幅增加約百分之十至二十五。這個百分比看來不多，但由能量的增加來看，能量為振幅的平方。表示推動血液進入脾經的能量，增加百分之二十至四十。這個推動力量是每次心跳就推一把，一直到藥效退去，這大約在服藥三小時之後。從服藥後半小時開始作用，在兩個半小時之間，心跳共約 72 次 ×60 分 ×2.5 小時＝ 10,800 次。所以就外加約百分之三十的力道，推了一萬多次。雖然能量不大，只有零點幾瓦，但是以其共振頻不斷地推，就能把更多的血推進脾經去，以幫助組織的修復。

但是這多出的百分之三十能量是分布在整個脾經，如果再能由上焦、中焦、下焦的引經藥，將能量只集中在中焦脾經或下焦脾經，則能量又可多集中成兩倍。

如果是以物理治療，又有精確診斷，知道是左側中焦脾經，或右側中焦脾經，就可將能量再集中成兩倍。最好是確切找出受損的位置是在左側中焦脾經的大包穴或天谿穴，那就可以直接復健這個單一穴道，那麼功效又能再集中成十倍。所以不論內因、外因，造成重大傷害而致病時，《內經》是主張用物理治療，尤其是針對正確的穴道，做正確的復健。如果仍有餘傷未好，再用藥物來慢慢推。血路雖然打通了，組織還是需要較長時間來生長復原，此工作就交給藥物，把鮮血一波波地將各種化瘀成分、建材、補給品送過來，慢慢去瘀、生肉、長骨，回復健康。這個直接在傷處或患部的物理治療，不僅可迅速將血流主要障礙移去，也能同時解除「虛不受補」的限制，接著再服用藥物，其功效也是大大增加。

請您仔細想想，這可是《內經》教導我們長保健康之道！

後記

由中醫看中華文化

我先打個比方。西方有個諺語：「不要把洗澡盆中的嬰兒與髒的洗澡水一起倒掉了」，且由這個比方來分析。嬰兒是中華文化的優良部分，而髒的洗澡水就是中國傳統中惡的部分，是髒水，是醬缸。在海峽這一邊，自從老蔣叫出「復興中華文化」，就把嬰兒一直泡在髒水裡。如今嬰兒固然還在，但是頭上長瘡，腳底流膿，為什麼呢？因為不論好的壞的，一律照單全收。而大陸那一端，把醬缸似的髒水倒了，澡盆也洗乾淨了，但如今都在到處找嬰兒。為了怕孔子變成了韓國人，趕緊把孔子像立在天安門廣場毛主席的對面。「打個比方」，其實就是中華文化的一大特色。就是類比邏輯。

在西方的文字中，主要用的是數位邏輯，一切由0 1，也就是陰陽來組成，例如a是00000，b是00001，二十六個字母用$2^5=32$個代號就夠了，就能組成所有的字母及句子。

而漢字呢？所有的部首，除了是代號，可以數位邏輯代表，但各個部首也自有其類比的意義。所以漢字之部首除了是代號，本身也有涵義，也有其類比的意義，所以中文可以拆字，英文就不行。中文的金銀銅鐵之金邊，是部首，也同時代表其為金屬。

在中華文化中，優美的部分還有八卦及《易經》。八卦是$2^3=8$，由陰陽重複三次造出來的。由西方數位邏輯來看，不過是三位元的代號而已，《易經》六十四卦是 $2^3 \times 2^3 = 8 \times 8 = 64$，不過是六位元的代號而已，但在中華文化中，卻把《易經》每一卦來代表某一種天下大勢，而每一爻就是自身所處的地位，因而《易經》就成了高深的治國平天下的大道理。

中華文化的另一精華是中醫，中醫以臟象、經絡為基礎，推演出特有的整體觀，成為整體治療的最先進醫學思想。綜觀中華文化中的優點：漢字、《易經》、中醫，都是由數位邏輯的推演，而以類比邏輯推廣其用，所以無時無刻不回到具象的意義來，不會因為不斷細分，而失去方向或整體感。

而中華文化中的髒水呢？是五行假說，把世上一切事物皆分為金木水火土、相生相剋，而且深以為天下之道皆盡於此。

五行理論可以在中醫應用，可以描寫部分臟象，那是因為心跳是周期性的，因此與心跳共振之器官，必有其對應之諧波。再由諧波之間的相互作用，例如本書中所談的二、四、六諧波，或三、六、九諧波等和弦，讓五行來描述臟象可能有七至八成的正確性。

但在一些沒有周期特性的事物，如五色、五音、五果、五蔬……如果事事都想塞進金木水火土的模板而且相生相剋，那恐怕連兩成三成的正確性都困難。而陰陽家、茅山道士，一再穿鑿附會，眾口鑠金，生硬地將之套進各種生活事物之中。於是地球有五大洲，太陽系有五大行星……如果行星發現了第六個，就只好辯解六與五也差不多嘛；那麼如何相生相剋呢？只好阿Q一下嘍！這種文化不斷發展就成為髒水、醬缸。

清末時，此邪說到達極盛期，於是白蓮教、義和團也就應運而生。當西洋的堅船利砲打碎了這個五行相生相剋的美夢，於是《差不多先生》、《阿Q正傳》

就是文人對這些𩰚水、醬缸的反諷，但是提不出問題的根源。有識之士高喊「中學為體，西學為用」，卻不知體為何物。

這個荒謬的五行理論無限放大，也造就今天臺灣電視節目，既有靈異，更多算命，介紹各種求財、求姻緣、改運的風水、法術、擺飾。將軍們不問戰技問鬼神；交通單位為求減少事故不問安檢，只求改大門；大街小巷神壇林立，拜著古今中外各色各樣的怪力亂神，以致神棍充斥，淫僧橫行。

陰陽就是01，是所有數位邏輯的基礎，將陰陽再給予類比的意義，男為陽女為陰，天為陽地為陰，將萬物皆分為陰陽，到此為止沒什麼不妥。在八卦與《易經》的演化中，同時對各卦給予類比的意義。這是中華文化整體觀的源頭，整體觀就是隨時回頭看全局，是由類比邏輯延伸而來的。西方文化的根源全為數位邏輯，其不斷發展愈分愈細，造成見葉不見林、見分子不見身體的微觀發展，雖然進步神速，卻忘了考慮身體是整體的。社會也是整體的，局部的過度發展，未必對整體有利。金融海嘯、地球暖化都是只求局部利益、一己利益的極大值，所造成的惡果。

中國尊崇唯物論，也就是一切講科學、講證據的精神，的確將牛鬼蛇神一網打盡，但是卻失去了嬰兒，忘了自己由何而來？自己文化優點何在？

我們對中華文化的發展有以下的期許：

一、電腦如能同時使用數位及類比邏輯，將使漢字的文書處理大大加速，每人每天省半小時文書處理的時間，這對整個國家的發展是何等重大。而此兩種邏輯同時使用的電腦，對中醫之整理、簡化，也會有革命性的進步。

二、簡體字應再檢討，把一些簡化到失去類比意義的字，重新設計，以保留文化中的精華，例如葉簡化為叶，叶如何與樹葉有關，我實在參不透！

國家圖書館出版品預行編目 (CIP) 資料

氣的大合唱 / 王唯工作 . -- 二版 . -- 臺北市 : 大塊文化出版股份有限公司 , 2022.10　面；　公分 . -- (Care ; 11)
ISBN 978-626-7118-99-3(平裝)
1.CST: 血液循環 2.CST: 經絡
3.CST: 脈診 4.CST: 中醫
413.161　　　111013191

CARE

Good Care ,
Good Living

CARE

Good Care ,
Good Living

CARE

Good Care ,
Good Living

CARE

Good Care ,
Good Living